ARCHIV FÜR TIERERNÄHRUNG

UNTER MITWIRKUNG VON

Prof. Dr. A. Hock, Berlin. Prof. Dr. Dr. W. Lenkeit, Göttingen.
Prof. Dr. Dr. h. c. K. Nehring, Rostock. Prof. Dr. Dr. W. Wöhlbier, Stuttgart-Hohenheim

HERAUSGEGEBEN VON

ERNST MANGOLD

Prof. Dr. med. Dr. phil. Dr. med. vet. h. c. Dr. agr. h. c. Dr. agr. h. c.
Direktor em. des Instituts für Tierernährungslehre
der Humboldt-Universität Berlin

7. BAND
Ausgegeben am 15. JUNI 1957
HEFT

3

AKADEMIE-VERLAG · BERLIN

ARCH. TIERERNÄHRUNG · 7. BAND NR. 3 · S. 129–192 · BERLIN · 15. JUNI 1957

INHALT

Das Archiv für Tierernährung erscheint zweimonatlich in Heften zu 64 Seiten im Format 17,5 × 25 cm. Der Preis des Heftes beträgt DM 8,50. 6 Hefte werden zu einem Band vereinigt. Der Besteller muß sich zur Abnahme eines Bandes verpflichten. Die Hefte werden jeweils einzeln berechnet. Im Jahre erscheint nicht mehr als 1 Band. Bestellungen werden direkt an den Akademie-Verlag GmbH., Berlin W 8, Mohrenstraße 39 oder über eine wissenschaftliche Buchhandlung erbeten.

Manuskriptsendungen — zugelassen sind die vier Kongreßsprachen — sind an den Herausgeber, Herrn Prof. Dr. Ernst Mangold, Berlin N 4, Invalidenstr. 42, zu richten. Mit der Veröffentlichung geht das alleinige Verlagsrecht an das Archiv für Tierernährung über. Daher müssen Arbeiten, die bereits an anderer Stelle veröffentlicht worden sind, zurückgewiesen werden. Die Verfasser verpflichten sich, Manuskripte, die vom Archiv für Tierernährung angenommen worden sind, nicht an anderer Stelle zu veröffentlichen.

Die Verfasser erhalten von größeren wissenschaftlichen Arbeiten 50 Sonderdrucke unentgeltlich. Den Manuskripten beiliegende Zeichnungen müssen sauber, in zweifacher Größe ausgeführt sein. Wenn sie nicht voll reproduktionsfähig nach den Vorschriften des Normblattes DIN 474 eingereicht werden, ist die Beschriftung nur mit Bleistift einzutragen. Zur Herstellung von Netzätzungen sind nur einwandfreie Photographien brauchbar.

Für alle Literaturzitate sind die Vorschriften des Normblattes DIN 1502 und 1502 Beiblatt I maßgebend. Die Zitate müssen den Verfasser (mit den Anfangsbuchstaben der Vornamen), den vollständigen Titel der Arbeit und die Quelle mit Band, Seitenzahl und Erscheinungsjahr enthalten. Das Literaturverzeichnis soll alphabetisch geordnet sein.

Herausgeber und verantwortlich für den Inhalt: Prof. Dr. med. Dr. phil. Dr. med. vet. h. c. Dr. agr. h. c. Dr. agr. h. c. Ernst Mangold, Berlin N 4, Invalidenstraße 42 (Fernruf 42 49 64). Verlag: Akademie-Verlag GmbH., Berlin W 8, Mohrenstraße 39 (Fernruf: 20 03 86); Postscheckkonto: 350 21. Bestell- und Verlagsnummer dieses Heftes 1010/VII/3. Das Archiv für Tierernährung erscheint vorläufig jährlich in 1 Band zu 6 Heften. Bezugspreis je Einzelheft DM 8.50, ausschließlich Porto und Verpackung. Satz und Druck: Robert Noske, Borna (Bez. Leipzig). Veröffentlicht unter der Lizenz-Nr. 1213 des Amtes für Literatur und Verlagswesen der Deutschen Demokratischen Republik· Printed in Germany.

Aus dem Institut für Tierzuchtforschung Dummerstorf der Deutschen Akademie der Landwirtschaftswissenschaften zu Berlin
(Direktor: Professor Dr. WILHELM STAHL)

RAIMUND NESENI

Die Beeinflussung der Ferkelverluste und der Ferkelgewichte durch Beifütterung von Eisen-Kupfersalzen (Afarom) an die Sauen vor und nach der Geburt

In einer Zeitungsnotiz [9] wurde mitgeteilt, daß im März 1956 die *Ferkelverluste bis zum Absetzen* im Kreise Rostock-Land fast 19% betrugen. STAHL [17] bringt weitere Angaben über solche Verluste (17,86% bis 4 Wochen) und zitiert noch CLAUSEN (23%), F. HOFMANN (etwa 23%), KIRSCH 35%) und HARTMANN (23,3%). Auch nach WACKER [19] weisen Herdbuchzuchten 15–20% Verluste auf und es werden in der breiten Praxis nicht selten 30% überschritten. Nach HECKELBACHER [11] wurden in Grub 1949/50 35,1% Verluste festgestellt, die 1952/53 auf 17,5% und 1954 auf 8,08% gesenkt werden konnten. Daß auch in anderen Erdteilen die Frage der Ferkelverluste eine große Rolle spielt, ist aus den Angaben von CAROLL und KRIDER [8] ersichtlich, nach denen Untersuchungen an der Universität Illinois ergaben, daß von schwachen Ferkeln nur 28%, von mittelkräftigen 67% und von kräftigen Ferkeln 82% entwöhnt wurden. Die Verluste betragen also selbst bei den kräftigen Tieren noch 18%. Von den Gesamtverlusten entfielen bei den schwachen Ferkeln die Hälfte auf den Tag der Geburt, ein Drittel auf den 2. Tag und weitere 20% auf die Zeit bis zum Ende der 1. Lebenswoche. Von den Verlusten bei den kräftigen Ferkeln traten 20% am ersten Tag, 30% am 2. Tag, 10–15% in den nächsten 2 Tagen ein. Die mittelstarken Ferkel lagen mit ihren Verlusten zwischen den beiden Extremen. Über die Ursachen der Verluste bei den Saugferkeln geben CAROLL und KRIDER [8] folgende Zahlen an:

	% d. geworf. Ferkel	% d. Verluste
erdrückt	14,8	44
totgeboren	4,9	14
lebensschwach	1,3	4
erfroren	2,7	8
verhungert	1,8	5
von Sauen gefressen . . .	1,4	4
verschiedene Erkrankungen .	0,5	1
sonstige Verluste	6,4	19
zusammen	33,8	99

STAHL [17] sowie NESENI [15] weisen auch auf die Zusammenhänge zwischen dem Geburtsgewicht und den Ferkelverlusten hin, und sind in der folgenden Zusammenstellung (Tab. 1) mit den Angaben von CAROLL und KRIDER [8] verglichen:

Tabelle 1

STAHL		NESENI		CAROLL und KRIDER		
Geb. Gew. kg	Verluste %	Geb. Gew. kg	Verluste %	Geb. Gew. lbs.	Verluste % totgeb.	Verluste % w. d. Säugezeit
bis 0,5	100	bis 0,6	83,6	1	46,4	53,6
0,5—0,7	90	0,61—0,8	56,33	1,25	14	84,1
0,7—1,0	54,94	0,81—1,0	35,3	1,5	15,9	71,1
1,0—1,2	32,59	> 1,0	9,77	1,75	7,9	58,1
1,2—1,4	21,83			2	6,1	44,7
1,4—1,6	17,71			2,25	4,3	32,3
1,6 1,8	15,75			2,5	4,4	28,2
1;8—2,0	10,92			2.75	3,5	22,3
> 2,0	8,57			3,—	4,1	18,5
				3,25	2,7	14,8
				3,5	3,1	11,3
				3,75	2,8	13,3
				4,—	1,1	15,1
				∅ 2,63	5,1	28,6

Wenn wir nun den hohen wirtschaftlichen Schaden besehen, der durch die großen Ferkelverluste entsteht, so ist zu verstehen, daß dieselben energisch bekämpft werden müssen. Aber die komplexe Natur der Ursachen hat zur Folge, daß *mit einer Behandlung nur in einer Richtung hin keine durchgreifenden Erfolge* erzielt werden können, sondern daß Kleinarbeit nach verschiedenen Richtungen hin geleistet werden muß. Aus diesem Grunde erscheint es notwendig, sich vor allem mit einer Hebung der Konstitution der jungen Tiere zu befassen, denn schon dadurch wird es möglich sein, die Verluste herabzudrücken. Nun hängt aber die Konstitution vielfältig mit dem Blutstatus zusammen. Wenn es also gelingt, bei den jungen Ferkeln schon im Mutterleibe eine verbesserte Blutversorgung zu erreichen, dann ist schon im Vornhinein eine Grundlage für ein gutes Gedeihen der Jungtiere gegeben. Deshalb haben wir uns seinerzeit in Ablehnung an die Versuche von URBANYI [18] mit der *Beifütterung von Eisen-Kupfersalzen an die Muttersauen* befaßt und die Ergebnisse teilweise bekannt gegeben [15, 16]. Wir haben damals neben 197 Würfen mit 1740 Ferkeln als Kontrolltiere bei 178 Würfen mit 1674 Ferkeln verschiedene Fe/Cu-Präparate verwendet. Durch diese Behandlung gelang es uns, die Gesamtverluste (ohne Erdrückte) von 20,6 auf 13,1% herabzudrücken. Insbesondere konnte die Zahl der totgeborenen Ferkel von 6,78 auf 3,35% (Differenz mit 99,86% Wahrscheinlichkeit gesichert) und die Verluste bis zu 4 Wochen von 10,46 auf 7,18% (statist. Sicherung 98,1%) gesenkt werden. Eine Beeinflussung der Verluste in der Zeit von 4–8 Wochen durch die Beifütterung findet nicht oder nicht immer statt und hängt wohl in erster Linie davon ab, ob den Ferkeln, die in den letzten Wochen der Säugezeit nicht mehr Gelegenheit haben, wesentliche Mengen von Fe/Cu mit der Muttermilch aufzunehmen, durch den natürlichen Auslauf die fehlenden Mengen der angeführten Mineralstoffe zugeführt werden können. In der nachfolgenden Abb. 1 sind die perzentuellen *Verminderungen der einzelnen Verlustarten* (Kontrolltiere = 100) dargestellt.

Als ein weiteres Ergebnis war eine geringe Erhöhung der durchschnittlichen *Wurfgröße* und eine bessere *Gewichtsentwicklung* der Versuchsferkel festzustellen. Von Einfluß auf das Ergebnis war neben der Jahreszeit und der dazuge-

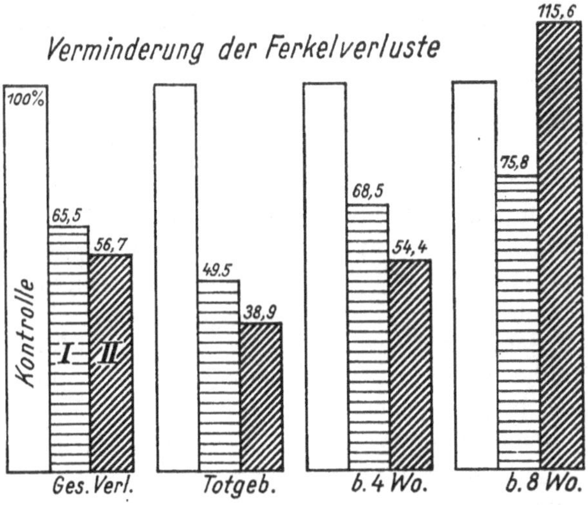

Abb. 1 Vers. I: 177 Wü., 1674 Fe. Kontr. 197 Wü., 1740 Fe.
Vers. II: 107 Wü., 1081 Fe. Kontr. 101 Wü., 947 Fe.

hörigen Fütterung auch die Wurfgröße und die Rasse, während der Wurfzahl eine größere Bedeutung nicht zukam. Die *Lebenskraft der Ferkel* aus den Versuchssauen war eine größere als bei den Ferkeln der Kontrolltiere, denn die *Steigerung des Geburtsgewichtes* betrug bei den ersteren mit 4 Wochen das 4,86fache, resp. mit 8 Wochen das 10,46fache gegenüber einer 4,43, resp. 9,01fachen Steigerung des Geburtsgewichtes bei den Kontrolltieren, wobei eine statist. Sicherung von 99% vorlag. KAZAR und TAMAS [12] haben 1954 unsere Ergebnisse bestätigt und gleichfalls eine Erhöhung der Widerstandsfähigkeit der Ferkel und die Verminderung der Verluste gefunden. Auch BUCHANAN u. Mitarb.[7] berichten über eine Erhöhung der Lebenskraft der Ferkel durch eine Beifütterung von $FeSO_4$ an die Sauen während der Trächtigkeit.

Eine wesentliche Voraussetzung für eine entsprechende Konstitution und damit für eine gute Widerstandskraft der Ferkel gegen die physiologische Anämie und Sekundärinfektionen und Invasionen ist ein genügend hoher *Hämoglobingehalt bei Sauen und Ferkeln.* Aus den Untersuchungen von HABERSANG [10] wissen wir, daß durch die Beifütterung bei den Versuchssauen ein Abfall der Hgl.-Werte bis gegen die Geburt und auch nachher nicht, bei den Kontrolltieren dagegen ein solcher von ⌀ 10,5 g% auf 9 g% erfolgt. Die aus den Versuchssauen geworfenen Ferkel zeigten gleichfalls einen höheren Hgl.-Gehalt als die der Kontrollsauen und betrug der Unterschied durchschnittl. 2,5 g%. Über ähnliche Ergebnisse berichten auch BUCHANAN u. Mitarb., die nur $FeSO_4$ fütterten und eine Verbesserung des Hgl.-Gehaltes während der ersten beiden Lebenswochen erhielten.

Wie auch aus den Untersuchungen von BEHRENS[4, 5] hervorgeht, hängt die Ausbildung der *Ferkelanämie* in weitem Umfange mit von dem Hgl.-Geh. ab, welchen die Ferkel zur Zeit der Geburt besitzen oder welchen sie kurz nach der Geburt erwerben. Neben anderen Autoren hat auch BEHRENS versucht, die Ferkelanämie durch Injektion von Fe-Präparaten zu bekämpfen, und hat sich hier das „Eisenpräparat M" und „Deloston" gut bewährt, während beim „Ferrovet" die Resultate ungleichmäßig waren. Nun ist BEHRENS Recht zu geben, wenn er anführt, daß die Schwere der Krankheitserscheinungen der Ferkelanämie durch die Höhe des Fe-Defizits und durch die Wachstumsintensität bestimmt werden. Es muß sich also darum handeln, dieses Defizit so klein als möglich zu halten, um das Auftreten der Krankheitserscheinungen so lange hinauszuschieben, bis die Ferkel im Auslauf Gelegenheit haben, Mineralstoffe aufzunehmen. CAROLL und KRIDER[8] führen an, daß die an die Sauen gefütterten Eisensalze nicht in die Milch übergehen. Dagegen ergaben die Untersuchungen von HABERSANG[10], daß doch eine Erhöhung der Fe- und Cu-Werte in der Milch bei den beigefütterten Sauen stattfindet. BEHRENS[4, 5] meint nun, „daß sich der Eisengehalt der Muttermilch durch die Beifütterung nur unwesentlich erhöhen läßt, was sich als praktisch wertlos erwiesen hat". Dieser Meinung kann ich aber nicht beipflichten, denn es ist doch ohne weiteres anzunehmen, daß durch die aus Teilen eines mg bestehenden Mehrausschüttung des „Spurenelementes" Fe der Abbau des Eisendepots in der Leber der Ferkel und damit auch das Auftreten von Krankheitserscheinungen der Ferkelanämie verzögert wird. Daß aber die Erhöhung der Fe-Werte der Sauenmilch durch die Beifütterung doch nicht so „unwesentlich" ist, soll im nachfolgenden gezeigt werden.

Bei Versuchen über die Milchleistung bei Sauen in Dummerstorf wurden folgende Milchmengen bei 4 Edelschweinsauen je Ferkel und Tag in g festgestellt:

Tabelle 2. *Durchschnittlich aufgenommene Milchmenge (g) pro Ferkel/Tag*
Laktationswoche

Sau	Wurf	Ferkel	Laktationswoche 1.	2.	3.	4.	5.	6.	7.	8.
1	6.	13	533	750	691	683	683	650	533	491
	7.	10	400	818	570	790	810	790	630	620
2	6.	12	650	758	725	842	792	933	808	467
3	6.	11	700	718	818	955	1118	927	536	473
4	1.	12	550	733	825	733	901	775	750	—
Durchschnitt			566	755	726	800	861	815	651	410

HABERSANG[10] fand nun im Durchschnitt seiner Versuche folgende Fe-Mengen (in γ %) in der Milch:

	1.	2.	3.	4.	5. Lakt.-Woche
Kontrolle	94,6	87,1	84,8	88,4	94,9
Versuch	110,8	108,8	115,3	118,8	118

Wenn wir diese Fe-Werte mit den aufgenommenen Milchmengen in Verbindung bringen, so ergeben sich damit nachstehend zugeführte Fe-Mengen, die in Abb. 2 dargestellt sind:

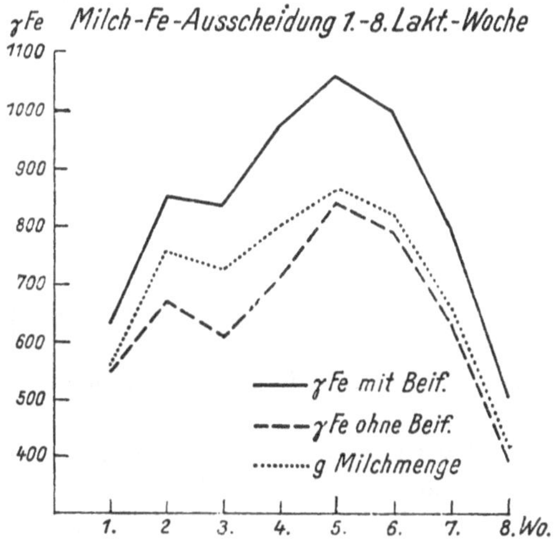

Abb. 2 Milch-Fe-Ausscheidung 1.—8. Lakt.-Woche

Die relativ mehr aufgenommenen Fe-Mengen betrugen bei den Versuchsferkeln in der 1. Lakt.-Woche 17%, in der 2. Woche 25%, in der 3. Woche 36%, in der 4. Woche 34% und in den weiteren Wochen bis zur 8. Woche 24%. Wir sehen also, daß gerade in der kritischen Zeit von 3–4 Wochen eine erhebliche Mehraufnahme des „Spurenelementes" Fe erfolgt.

Welche Wirkungen diese Tatsachen in der praktischen Aufzucht der Ferkel zur Folge haben, ist schon aus den bisher mitgeteilten Ergebnissen der ersten Versuchsreihe zu ersehen, über welche in der Einleitung Angaben gemacht wurden. Nun hatten wir aber Gelegenheit, im Rahmen eines Überleitungsauftrages diese Ergebnisse in den Jahren 1954 und 1955 an rund 200 Würfen nachzuprüfen. Mit Unterstützung des Min. f. Land- u. Forstwirtschaft konnten diese Versuche auf mehreren volkseigenen Betrieben in Mecklemburg und Thüringen durchgeführt werden. Die Standorts- und Rasseverteilung sowie die Zahl der Würfe zeigt Tab. 3:

Die Unterlagen vom VEB Su. sind unvollständig, so daß auf die teilweise Wiedergabe verzichtet und der Betrieb bei der Auswertung weggelassen wurde. Insgesamt konnten 208 Würfe zu den Untersuchungen herangezogen werden.

Wie in der ersten Versuchsreihe teilweise, wurde in dieser 2. Reihe ganz das vom Serumwerk Bernburg hergestellte *„Afarom"*, enthaltend 0,62% metallisches Eisen und 0,05% Kupfer, verwendet. Gegeben wurde, wie in der Gebrauchsanweisung vorgesehen, täglich $1^1/_2$ Teelöffel, etwa 18 g fassend, bei älteren Sauen 2 Teelöffel. Die Tiere erhielten somit etwa 110 mg Fe und 8,6 mg Cu täglich. Die Zufütterung erfolgte 4 Wochen vor bis etwa 4 Wochen nach dem Ferkeln nur an die Sauen.

Tabelle 3

Rasse	DE		vL		DS	
VEB	Vers.	Kontr.	Vers.	Kontr.	Vers.	Kontr.
Fr. (Thür.)	29	27				
Gra. (Meckl.)	11	9				
Gr. St. (Meckl.)	10	10				
A. L. (Thür.)			40	41		
St. „			6	6		
Cl. „			4	3		
Gr. V. (Meckl.)					7	5
Su. (Thür.)					5	3
Gesamtzahl	50	46	50	50	12	8

Die Aufteilung auf die Gruppen erfolgte so gleichmäßig als möglich in Hinsicht auf Zeitpunkt der Zulassung, Eber und bisherige Wurfzahl. Die Erhebungen wurden von den Schweinemeistern bzw. Tierzuchtassistenten der betr. Betriebe durchgeführt, denen auch an dieser Stelle dafür gedankt sei.

Die Tabelle 4 gibt einen Überblick über die gefundenen Durchschnittswerte:

Tabelle 4. *Gesamtübersicht*

	Afaromgruppe	Kontrollgruppe
Zahl der Würfe	107	101
Ø Zahl der geb. Ferkel	9,45	9,38
Ø Wurfgewicht bei Geburt kg	12,81	12,43
Ø Einzelgewicht kg	1.35	1,32
Ø Zahl der Ferkel nach 4 Wochen . .	8,58	7,86
Ø Wurfgewicht mit 4 Wochen kg . . .	55,07	52,01
Ø Einzelgewicht mit 4 Wochen kg . .	6,42	6,62
Ø Zahl der Ferkel mit 8 Wochen . . .	8,32	7,65
Ø Wurfgewicht mit 8 Wochen kg . . .	111,06	103,44
Ø Einzelgewicht mit 8 Wochen kg . .	13,29	13,52
Zahl der Totgeburten in %	2,67	6,86
Abgang bis 4 Wochen	3,26	6,23
Abgang 4—8 Wochen	2,77	2,32
Zahl der Erdrückten	3,26	2,94

Bei einer fast gleichgroßen Ferkelzahl und gleichem Gewicht bei der Geburt ist die *Zahl der Totgeburten* in der Kontrollgruppe (K) 2,5 mal größer als in der Afaromgruppe (A).

Die *Gesamtverluste* betragen in der

Afaromgruppe	11,96%
Kontrollgruppe	18,24%

Ohne die erdrückten Ferkel betragen die Verluste

Afaromgruppe	8,70%
Kontrollgruppe	15,30%, d. h.:

die Verluste sind in der Afaromgruppe fast um die Hälfte niedriger.

Zur kritischen Prüfung der erhaltenen Zahlen und zur möglichst vielseitigen Auswertung wurde nach der *Varianzanalyse* verrechnet. Ausgewertet wurden die Wurfgröße, das Geburtsgewicht und die Wurfgewichte mit 4 und 8 Wochen, die Verluste durch Totgeburten und die Abgänge bis 4 und 8 Wochen.

Allgemein wird der Einfluß der Jahreszeit als recht bedeutend angesehen. Bei unseren Betrachtungen wurde mit Rücksicht auf die verschiedene Fütterung der Sauen als Sommer die Zeit vom 1. Mai–14. Oktober, als Winter vom 15. Oktober bis 30. April zusammengefaßt. Es ergibt sich daraus eine Zahl von 141 Sommerwürfen, an denen die A-Gruppe mit 70 und die K-Gruppe mit 71 beteiligt war und 67 Winterwürfe, von denen auf die A-Gruppe 37 und die K-Gruppe 30 entfallen. Die etwas größere Zahl der Winterwürfe der A-Gruppe gegenüber der in der K-Gruppe führte zu einer nicht unbeträchtlichen Verschiebung zu Ungunsten der ersteren. In Gr. St. fallen alle 10 K-Würfe in den Sommer, in der A-Gruppe nur 8 und 2 in den Winter. Von den 9 geborenen Ferkeln des einen dieser letzten Würfe verendeten 8, vom anderen Wurf nur 1 Ferkel. Auch in Cl. war von insgesamt 7 Würfen der einzige Winterwurf in der A-Gruppe. Bei der geringen Tierzahl ergibt sich bei der Prozentberechnung dadurch ein schiefes Bild. In Gra., Gr. V. und St. fielen alle Würfe in den Sommer.

1. Wurfgröße

Wie in der Versuchsreihe I wird durch die Beifütterung eine *Erhöhung der Ferkelzahl* herbeigeführt, doch ist die Differenz bei dem Material der jetzigen Versuchsreihe II nur klein. Die folgende Übersicht (Tab. 5) zeigt die bekannten Rassenunterschiede und auch Standortsdifferenzen. Die Wurfzahl war in den

Tabelle 5. *Wurfgröße*

		Afaromgruppe			Kontrollgruppe		
		Zahl der Würfe	Zahl der Ferkel	Ø Wurfgröße	Zahl der Würfe	Zahl der Ferkel	Ø Wurfgröße
DE	Fr.	29	258	8,89	27	229	8,48
	Gra.	11	99	9,00	9	87	9,67
	Gr. St.	10	95	9,50	10	106	10,60
	Gesamt DE	50	452	9,04	46	422	9,17
vL.	A. L.	40	367	9,17	41	378	9,22
	St.	6	72	12,00	6	59	9,83
	Cl.	4	40	10,00	3	35	11,67
	Gesamt vL.	50	479	9,58	50	472	9,39
DS	Gr. V	7	80	11,43	5	53	10,60
Gesamtsumme		107	1011	9,45	101	947	9.38

einzelnen Betrieben unterschiedlich. In Gr. V. waren alles Altsauen mit einem Durchschnitt von 7 Würfen, in Fr. viele Jungsauen, allein 25 Erstlingsauen mit ⌀ 1,7 Würfen.

2. Gewichte

Da bei der Geburtsanzeige Zahl und Gewicht der Totgeburten mit enthalten sind, stellt sowohl das Wurfgewicht als auch das ⌀ Einzelgewicht einen Vergleichsmaßstab dar. Die Beifütterung führt aber, wie aus der Gesamtübersicht (Tab. 4) zu ersehen ist, zu einer Verringerung der Verluste, so daß die Zahl der Ferkel im Alter von 4 bis 8 Wochen in der A-Gruppe höher ist. Trotz höherem Wurfgewicht ist aber nun, bedingt durch die größere Ferkelzahl, ein etwas niedrigeres ⌀ Einzelgewicht vorhanden. Die biostatistischen Berechnungen wären aber sicherer, wenn das Einzelgewicht jedes Ferkels ermittelt worden wäre. Da aber, wie in der Praxis üblich, nur das Wurfgewicht und die Zahl der Ferkel festgestellt wurde, also nur ein durchschnittliches Ferkelgewicht errechnet werden kann, muß die statistische Bearbeitung mit den Ausgangszahlen, also dem Wurfgewicht vorgenommen werden.

a) Geburtsgewicht

Die Geburtsgewichte liegen in Fr. und Gr. St. niedrig. So hat je ein Wurf aus der A- und K-Gruppe ein ⌀ Ferkelgewicht von 0,72 kg. In Fr. hatten 16% ein ⌀ Gewicht unter 1 kg. Interessant ist, daß dabei der Eber „Ferro“ allein mit 9% beteiligt ist. Von seinen 10 Würfen liegen bei 5 die ⌀ Ferkelgewichte unter 1 kg. Das bedeutet, wie aus der Tab. 1 ersichtlich ist, Gesamtverluste von 35–55%. Die nach Standorten und Rassen aufgeschlüsselte Tabelle 6 zeigt die Ergebnisse.

Tabelle 6. *Geburts-Wurfgewichte*

		Afaromgruppe		Kontrollgruppe	
		Zahl der Würfe	⌀ Wurfgew. kg	Zahl der Würfe	⌀ Wurfgew. kg
DE	Fr.	29	11,08	27	10,54
	Gra.	11	12,37	9	12,82
	Gr. St.	10	12,47	10	12,57
	Gesamt DE	50	11,64	46	11,43
vL.	A. L.	40	12,40	41	12,31
	St.	6	16,65	6	14,40
	Cl.	4	13,67	3	14,20
	Gesamt vL.	50	13,01	50	12,67
DS	Gr. V	7	19,66	5	19,24
Gesamtsumme		107	12,81	101	12,43

Die niedrigen Gewichte von Fr. beeinflussen durch ihren hohen Anteil an der Gesamtzahl der DE auch die niedrigen Ø-Gewichte derselben. Das trägt entscheidend dazu bei, die hohe Signifikanz der Rassen zu bewirken, die die Varianztabelle zeigt.

Varianztabelle: *Geburtsgewichte*

	SQ	FG	s^2	F-Probe
Total	2.179,56	207		
Versuch	6,45	1	6,45	2,43 (3,89)
Rassen	682,30	2	341,15	128,73 (3,04)
Standorte	939,70	6	156,61	59,10 (2,15)
Jahreszeiten . . .	29,56	1	29,56	11,15 (3,89)
Rest	521,55	197	2,65	

Auch die Standortunterschiede sind hoch gesichert, ebenso wie der jahreszeitliche Einfluß. Im Gesamtdurchschnitt beträgt das Wurfgewicht im Sommer 12,88 kg und bei den Winterwürfen 12,08 kg. Das bedeutet, daß die Umweltverhältnisse weit mehr beeinflussen als die nicht gesicherte Beifütterung. Unabhängig davon besteht nur eine Differenz von 0,38 kg bzw. 3%. Wie wir aus Tab. 4 ersehen, stand jeweils nur eine Rasse an dem betreffenden Standort im Versuch, jede, außer DS, jeweils an 3 Orten. Zur Erkennung von Rassenunterschieden als primäre Frage hätten an jedem Ort wenigstens 2 Rassen im Versuch stehen müssen. Eine Berechnung der Wechselwirkung „Rasse : Standort" wäre dann möglich gewesen und damit eine Erkennung und Trennung dieser beiden Faktoren. Auch eine Berechnung der anderen Wechselwirkungen ist nicht möglich, da dieselben Zahlengruppen mehrmals berechnet und damit von der Gesamtvarianz abgezogen würden.

b) Vier-Wochen-Wurfgewicht

Die durchschnittlichen Wurfgewichte sind in der Tab. 7 zusammengestellt.

Die Gewichte von Fr., aber auch diejenigen von Gr. St. sind sehr niedrig, so daß vermutet werden muß, daß nicht ausreichend Futter vorhanden war. Diese niedrigen Gewichte beeinflussen auch stark die Gewichte der DE und damit kann wohl die hohe Sicherung der Rassen erklärt werden, welche die Varianztabelle zeigt.

Auch die *Standortsunterschiede* sind gesichert. Wie die obige Aufstellung zeigt, stehen diese beiden beeinflussenden Faktoren in diesem Versuch in einem sehr engen Zusammenhang. So konnten die DS überhaupt nur von einem Ort zur statist. Auswertung herangezogen werden. Es ist eine der Voraussetzungen für einen Vergleich, daß es sich um eine repräsentative Stichprobe handeln muß, keineswegs erfüllt. Die Beifütterung bewirkte ebenfalls ein gesichertes höheres Gewicht, aber nur bei den vL, nicht aber bei den DE und DS. Kein Einfluß besteht durch die *Jahreszeit*, also Sommer- oder Wintergeburt. Das durchschn. Wurfgewicht beträgt im Sommer 53,63 kg und 53,48 kg im Winter.

Tabelle 7. *4-Wochen-Wurfgewichte*

		Afaromgruppe		Kontrollgruppe	
		Zahl der Würfe	∅ Wurfgew. kg	Zahl der Würfe	∅ Wurfgew. kg
DE	Fr.	29	40,24	27	39,42
	Gra.	11	54,40	9	54,55
	Gr. St.	10	48,34	10	51,26
	Gesamt DE	50	44,98	46	44,96
vL	A. L.	40	61,59	41	56,25
	St.	6	67,78	6	55,53
	Cl.	4	64,87	3	59,60
	Gesamt vL	50	62,60	50	56,38
DS	Gr. V	7	73,40	5	73,24
Gesamtsumme		107	55,07	101	52,01

Varianztabelle 4: *4-Wochengewicht*

	SQ	FG	s^2	F-Probe
Total	47 364,1	207		
Versuch	485,9	1	485,9	7,78 (3.89)
Rassen	15 293,2	2	7 646,6	122,50 (3,04)
Standort	19 187,1	6	3 197,5	51,22 (2.15)
Jahreszeiten . . .	1,0	1	1,0	
Rest	12 296,9	197	62,42	

Insgesamt zeigt sich ein deutlicher *Einfluß der Beifütterung,* wenn auch die Differenz nur 3 kg oder 5,56% beträgt.

c) 8-Wochen-Wurfgewicht

Die Gewichte, wie vorher aufgeschlüsselt, werden in Tab. 8 wiedergegeben. Ebenso wie beim 4-Wochen-Gewicht haben auch beim 8-Wochen-Gewicht die DE ein geringes Gewicht. Besonders niedrig sind die Werte von Fr. Die Differenz ist dabei gegenüber den anderen Betrieben noch größer geworden. Wenn hier noch eine Nachwirkung der Beifütterung vorhanden gewesen wäre, dann würde sie auf Grund des wahrscheinlich zu geringen Futterangebotes gar nicht ausgenutzt worden sein.

Der Unterschied in den Gruppen ist besonders in A.L. sehr groß und beeinflußt durch den hohen Anteil an der Gesamtzahl der vL stark die Durchschnittswerte.

Tabelle 8. *8-Wochen-Wurfgewichte*

		Afaromgruppe		Kontrollgruppe	
		Zahl der Würfe	∅ Wurfgew. kg	Zahl der Würfe	∅ Wurfgew. kg
DE	Fr.	29	75,29	27	68,27
	Gra.	11	93,94	9	99,38
	Gr. St.	10	87,55	10	105,78
	Gesamt DE	50	81,85	46	82,51
vL	A. L.	40	133,27	41	117,61
	St.	6	154,60	6	113,67
	Cl.	4	130,00	3	139,67
	Gesamt vL	50	135,57	50	118,43
DS	Gr. V	7	144,66	5	146,52
Gesamtsumme		107	111,06	101	103,44

Die Varianztabelle zeigt die hohe Signifikanz der Rassen, Standorte und Beifütterung, keine der Jahreszeit, obwohl dieser Wert schon höher als beim 4-Wochengewicht liegt. Das Durchschnittsgewicht der Sommerwürfe beträgt 108,39 kg, das der Winterwürfe 105,23 kg.

Varianztabelle: *8-Wochengewicht*

	SQ	FG	s^2	F-Probe
Total	318 252,1	207		
Versuch	33 002,8	1	33 002,8	182,4 (3,89)
Rassen	116 909,5	2	58 454,7	323,1 (3,04)
Standort	132 257,8	6	22 042,9	121,8 (2,15)
Jahreszeit . . .	452,1	1	452,1	2,5 (3,89)
Rest	35 629,9	197	180,9	

Es sei nochmals darauf hingewiesen, daß aus dieser hohen Rassensicherung kein Werturteil abgelesen werden darf. Bei zwei Rassen wurde durch die Beifütterung kein höheres Gewicht erzielt, bei einer Rasse ein ziemlich hohes. Andererseits sind die Rassenunterschiede höher als die Beifütterungsunterschiede. Trotz der hohen Sicherung reicht aber das Material nicht aus, um ein Werturteil über die Rassen abzugeben, da, wie schon ausgeführt, jeweils nur eine Rasse an einem Ort geprüft wurde. Die Frage nach *Rassenunteerschieden* kann mit diesem Versuch nicht beantwortet werden. Die Differenz zwischen den Gruppen beträgt 6,86%. Vom Geburts- über das 4-Wochengewicht ist also eine laufende Steigerung des Unterschiedes zu verzeichnen. Dabei wurde nur 4 Wochen zugefüttert, so daß eine Nachwirkung vermutet werden darf.

3. Aufzuchtverluste

Ein ganz besonderes Interesse haben die Verluste. Ganz einwandfrei war bei den Gewichten zu sehen, daß die Fütterung der Ferkel alles überdeckt. Es könnte sein, daß bei den Verlusten die nicht so stark beeinflußbaren Faktoren eine größere Rolle spielen.

a) Totgeburten

Schon aus der Gesamtübersicht (Tab. 4) war zu ersehen, daß der Einfluß der Beifütterung erheblich ist. Die Tab. 9 zeigt, daß aber auch die Rassen- und Standortdifferenzen sehr groß sind. Dabei ist wiederum nicht festzustellen, welcher der beiden Faktoren der entscheidende ist.

Tabelle 9. *Totgeburten*

		Afaromgruppe			Kontrollgruppe		
		geb. Ferkel	davon tot abs.	davon tot %	geb. Ferkel	davon tot abs.	davon tot %
DE	Fr.	258	4	1,55	229	6	2,62
	Gra.	99	—	—	87	—	—
	Gr. St.	95	6	6,32	106	8	7,55
	Gesamt DE	452	10	2,20	422	14	3,32
vL	A. L.	367	11	3,00	378	45	11,90
	St.	72	5	5,94	59	2	3,39
	Cl.	40	1	2,50	35	3	8,57
	Gesamt vL	479	17	3,55	472	50	10,59
DS	Gr. V	80	—	—	53	1	1,89
Gesamtsumme		1011	27	2,67	947	65	6,86

Außerordentlich hoch sind die Verluste der K-Gruppe in A.L. Dadurch werden auch die Verluste der vL stark beeinflußt, da 80% der vL-Ferkel in A.L. standen. Die Verrechnung brachte folgendes Ergebnis:

Varianztabelle: *Totgeburten*

	SQ	FG	s^2	F-Probe
Total	17 594,09	207		
Versuch	643,08	1	643,08	8,75 (3,90)
Rassen	960,74	2	480,37	6,54 (3,06)
Standort	1 474,96	6	244,16	3,32 (2,15)
Jahreszeit	39,87	1	39,87	
Rest	14 475,44	197	73,48	

Der F-Test ergibt ein positives Ergebnis für die Beifütterung, die Rassen und die Standorte. Überraschend niedrig ist der Einfluß der Jahreszeit, obwohl insgesamt im Sommer 3,60% und im Winter 5,60% als totgeboren festgestellt wurden.

Wie vorher angeführt, sind die Verluste in A.L. besonders groß, mit einer hohen Differenz zwischen den Gruppen. Da auch die Zahl der Würfe mit fast 40% der Gesamtzahl bedeutend ist, wurden deshalb die Daten von A.L. getrennt verrechnet.

Varianztabelle: *Totgeburten in A. L.*

	SQ	FG	s^2	F-Probe
Total	11 468,72	80		
Versuch	1 555,42	1	1 555,42	12,78 (3,97)
Jahreszeit	70,15	1	70,15	
Vater	18,46	2	9,23	
Rest	9 714,69	76	127,82	

Es besteht ein mit 99,80% Wahrscheinlichkeit gesicherter *Einfluß der Beifütterung,* aber weder ein solcher der Jahreszeit, noch der 3 Väter, noch der Wechselwirkung zwischen der einzelnen Faktoren. Damit dürfte hinreichend der außerordentlich hohe Einfluß der Beifütterung erwiesen sein. Es zeigt sich aber auch, daß Haltung, Fütterung, Pflege, bei dieser Berechnung als „Standort" erscheinend, einen hohen Einfluß haben.

Da nun A.L. mit 80% an der Zahl der vL-Würfe beteiligt ist, beeinflussen die hohen Verluste dieses Betriebes das Gesamtergebnis der vL maßgeblich. Es kann statt eines Urteiles über diese Rasse wohl eher ausgesagt werden, daß da, wo die Umwelteinflüsse nicht so gut sind, durch die Beifütterung ein höherer Erfolg erzielt wird.

b) Abgänge bis zu 4 Wochen

In der Tabelle 10 wurden alle Abgänge durch Tod oder Merzen während dieser Zeit, außer denen durch Erdrücken, zusammengefaßt.

Tabelle 10. *Abgänge bis 4 Wochen*

		Afaromgruppe			Kontrollgruppe		
		geb. Ferkel	Verlust b. 4 Wo. abs.	Verlust b. 4 Wo. %	geb. Ferkel	Verlust b. 4 Wo. abs.	Verlust b. 4 Wo. %
DE	Fr.	258	21	8,14	229	21	9,17
	Gra.	99	5	5,05	87	13	14,94
	Gr. St.	95	4	4,21	106	10	9,43
	Gesamt DE	452	30	6,64	422	44	10,42
vL	A L.	367	1	0,27	378	14	3,70
	St.	72	—	—	59	1	1,69
	Cl.	40	2	5,00	35	—	—
	Gesamt vL	479	3	0,63	472	15	3,18
DS	Gr. V	80	—	—	53	—	—
Gesamtsumme		1011	33	3,26	947	59	6,23

Im Gesamtdurchschnitt ist wieder der gute Einfluß der Beifütterung festzustellen. Während es aber vorher A.L. und dadurch die vL mit hohen Verlusten waren, ist es jetzt Fr. und dadurch die DE. Auch in Gr. und Gr. St. sind die Verluste hoch. Wie aus den Gewichten zu ersehen war, waren dort nur geringe Zunahmen vorhanden. In der durch die geringere Fütterung bedingten, nicht ausreichenden Widerstandskraft könnte die Ursache des hohen Abganges zu sehen sein. Insgesamt war der Abgang ebenso hoch wie die Totgeburten.

Varianztabelle: *Abgang b. 4 Wochen*

	SQ	FG	s^2	F-Probe
Total	20 033,21	207		
Versuch . . .	384,41	1	384,41	4,85 (3,89)
Rassen	1 963,74	2	986,87	12,46 (3,05)
Standort . . .	2 047,65	6	341,27	4,31 (2,15)
Jahreszeit . . .	40,71	1	40,71	
Rest	15 596,70	197	79,17	

Die Varianzanalyse zeigt eine positive Beeinflussung durch die Beifütterung, den Einfluß der Standorte und Rassen. Ganz niedrig ist wiederum der Einfluß von Sommer bzw. Winter. Ja die Verluste waren mit 5,09% im Sommer höher als bei den Winterwürfen mit 4,26%. Für die Rassenunterschiede gilt das bereits diesbezüglich gesagte.

c) Abgänge von 4–8 Wochen

Alle Verluste in dieser Zeit, außer den Erdrückten, wurden in der Tabelle 11 zusammengefaßt.

Tabelle 11. *Abgänge zwischen 4 und 8 Wochen*

		Afaromgruppe			Kontrollgruppe		
		geb. Ferkel	Verlust 4—8 Wo. abs.	Verlust 4—8 Wo. %	geb. Ferkel	Verlust 4—8 Wo. abs.	Verlust 4—8 Wo. %
DE	Fr.	258	11	4,26	229	7	3,06
	Gra.	99	4	4,04	87	1	1,15
	Gr. St.	95	9	9,47	106	1	0,94
	Gesamt DE	452	24	5,31	422	9	2,13
vL	A. L.	367	3	0,82	378	9	2,75
	St.	72	—	—	53	—	
	Cl.	40	1	2,50	35	—	—
	Gesamt vL	479	4	0,83	472	13	2,75
DS	Gr. V	80	—	—	53	—	—
Gesamtsumme		1011	28	2,77	947	22	2,32

Von den Verlusten der A-Gruppe entfielen auf den Winter 21 = 75%, in der K-Gruppe 7 = 32%. Besonders da, wo keine Winterwürfe in der K-Gruppe waren wie in Gr. St. wird das Ergebnis zu Ungunsten der A-Gruppe verschoben. Wie die Varianzanalyse zeigt, ist durch diese Verhältnisse auch ein gesicherter Einfluß der Jahreszeiten entstanden.

Varianztabelle: *Abgänge 4—8 Wochen*

	SQ	FG	s^2	F-Probe
Total	13 849,40	207		
Versuch	0,62	1	—	
Rassen	247,16	2	123,58	1,94 (3,04)
Standort . . .	1 485,09	6	247,51	4,23 (2,15)
Jahreszeiten . .	399,99	1	399,99	6,84 (3,89)
Rest	11 516,54	197	58,46	

Der Einfluß der Beifütterung ist vollkommen verschwunden, was erklärlich ist, da ja nur bis zur 4. Woche beigefüttert wird. Auch ist hier keine Nachwirkung festzustellen. Für die Rassen ist der F-Test negativ. Die Sicherung des jahreszeitlichen Einflusses ist vor allem durch Gr. St. bedingt, wo 50% der im Winter geborenen Ferkel (abs. 9 von 18) eingingen. Die als einzige Möglichkeit zur Auswertung zur Verfügung stehende Rechnung mit Prozent, wenn nicht die ungebräuchliche Prodezrechnung, die zu ähnlichen Resultaten führt, verwendet werden soll, ergibt dieses Bild. Im Gesamtdurchschnitt treten bei den Sommerwürfen 1,63% und bei den Winterwürfen 4,6% Verluste auf. Es muß außerdem berücksichtigt werden, daß August-September-Würfe im Winter 8 Wochen alt werden und umgekehrt März-April-Würfe in den Sommer kommen.

d) Verluste durch Erdrücken

Die Zahl der erdrückten Ferkel wird sicher nicht durch die Beifütterung verringert. Es soll an diesem immerhin nicht geringen Material und den guten Betrieben nur besonders auf diese hohe Verlustquelle hingewiesen werden, wobei in der Landeszucht dieser Anteil bis zu 50% betragen dürfte. Die entsprechenden Daten werden, nur getrennt nach Rassen und Standorten, in Tabelle 12 wiedergegeben.

Tabelle 12. *Verluste durch Erdrücken*

		geb. Ferkel	erdrückte Ferkel abs.	erdrückte Ferkel %
DE	Fr.	487	24	4,93
	Gra.	186	2	1,07
	Gr. St.	201	6	2,98
	Gesamt DE	874	32	3,66
vL	A. L.	745	7	0,94
	St.	131	13	9,92
	Cl.	75	2	2,67
	Gesamt vL	951	22	2,31
DS	Gr. V	133	7	5,26
Gesamtsumme		1958	61	3,11

Obwohl die vL die niedrigsten Verluste haben, dürfte es doch keine Rasseeigentümlichkeit sein, sondern an den schon mehrfach erwähnten Gründen der Umwelt liegen. Die hohe Zahl der Erdrückten bei den Sattelschweinen kann vielleicht durch die älteren Sauen verursacht worden sein.

4. Sauenvergleich

Um den individuellen Einfluß zu verringern bzw. zu erkennen, standen in Fr. und A.L. ein Teil der Sauen abwechselnd in der A-Gruppe und in der

K-Gruppe. Das wurde so gehandhabt, daß in der Reihenfolge, wie die Sauen zum Abferkeln kamen, immer abwechselnd eine mit und ohne Beifutter blieb. Das Vatertier sollte bei der jeweiligen Sau für beide Würfe dasselbe sein, was leider in Fr. durch Ausscheiden eines Ebers nicht immer der Fall war. In A.L. waren es 32 Sauen, die wechselweise gefüttert wurden, in Fr. 18, von denen nur 8 mit demselben Eber gepaart wurden. Die Aufteilung auf die Gruppen sollte so erfolgen, daß die Zahl der im Sommer bzw. im Winter abferkelnden Sauen in beiden Gruppen gleich groß war. Das war aus technischen Gründen nicht möglich, jedoch bei Zusammenfassung beider Betriebe mit je 25 Sommer- bzw. Winterwürfe in jeder Gruppe. Nachstehend werden die Betriebe getrennt mit ihren Durchschnittswerten angegeben (Tab. 13).

Tabelle 13. *Wurfverteilung*

		Afaromgruppe	Kontrollgruppe
vL	1. 8.—14. 10.	7 (davon gl. Väter)	3 (davon gl. Väter
	15. 10.—30. 4.	19	16
	1. 5.—31. 7.	6	13
DE	1. 9.—14. 10.	7 (4)	6
	15. 10.—30. 4.	6 (3)	9 (6)
	1. 5.—30. 6.	5 (1)	3 (2)

Ungünstig wirkt sich offensichtlich bei einigen Sauen die Abferkelung Anfang Oktober und die folgende im April aus. In Fr. würde beim Vergleich nur der Sauen, gepaart mit gleichen Vätern, durch den höheren Anteil an Wintergeburten in der K-Gruppe ein völlig falsches Bild entstehen. Die Gesamtverluste betrugen z. B. für diese 8 Würfe mit gleichem Vater in der A-Gruppe 12,01%, in der K-Gruppe 16,90%. Damit würden zwar immer noch nicht die Ergebnisse von A.L. erzielt, aber den dortigen Werten angenähert, wie die Tab. 14 zeigt.

Die Unterschiede zwischen den beiden Betrieben in der Gewichtsentwicklung (4- und 8-Wochengew.) und bei den Verlusten sind so groß, daß auf eine Zusammenfassung dieser Werte verzichtet werden muß. Es wird deshalb nur eine statist. Verrechnung der Ergebnisse von A.L. vorgenommen. Bei der getrennten Verrechnung der Totgeburten dieses Betriebes (siehe Seite 141) war kein signifikanter Einfluß der Väter festzustellen. Es ist also nicht notwendig, Wechselwirkungen zu berechnen. Zur statist. Verrechnung dürfte in diesem Falle die Differenzmethode sehr gut geeignet sein, die einen von Korrelation völlig freien Fehler ergibt. Da die Sau selbst als Paarling erscheint und auch mit demselben Eber gepaart wurde, sind die Würfe gut vergleichbar.

Die Verrechnung der Verluste ergab bei den Totgeburten einen t-Wert von 3,05 und damit eine Wahrscheinlichkeit von 99,52% für die Differenz. Auch bei diesem, einige Faktoren ausschließenden Versuch wirkt sich die Beifütterung sehr positiv aus. Für die Verluste von 4 bis 8 Wochen wurde ein t-Wert von 1,4 bzw. 1,3 gefunden und damit keine statist. Sicherheit. Für die Gesamtverluste wurde mit t = 3,57 eine Wahrscheinlichkeit von 99,87% für die Differenz errechnet.

Mit dieser hohen statist. Sicherheit darf der äußerst günstige Einfluß der Beifütterung als erwiesen betrachtet werden.

Tabelle 14. *Sauenvergleich (wechselnd gefüttert*

	A. L.		Fr.	
	A.-Gr.	K.-Gr.	A.-Gr.	K.-Gr.
Zahl der Würfe	32	32	18	18
Zahl der geb. Ferkel	288	303	156	155
∅ Ferkelzahl bei der Geburt . .	9,00	9,47	8,67	8,61
∅ Wurfgewicht bei der Geburt .	12,24	12,62	10,12	10,33
∅ Einzelgewicht bei der Geburt .	1,16	1,33	1,17	1,20
∅ Zahl der Ferkel mit 4 Wochen	8 56	8,09	7,45	7,22
∅ Wurfgewicht nach 4 Wochen .	60,38	59,06	39,61	41,00
∅ Einzelgewicht nach 4 Wochen .	7,05	7,30	5,32	5,60
Zahl der Ferkel nach 8 Wochen .	8,50	7,91	7,11	7,06
∅ Wurfgewicht nach 8 Wochen .	131,62	126,62	74,60	77,00
∅ Einzelgewicht nach 8 Wochen .	15,48	16,01	10,50	10,92
Zahl der Totgeburten . . . . %	3,82	12,54	1,28	1,94
Abgang bis 4 Wochen . . . . %	0,35	1,32	8,97	10,32
Abgang 4—8 Wochen . . . . %	0,70	1,98	3,84	1,94
Erdrückt . . . . %	0,70	0,66	—	—
Gesamtverlust . . . . %	5,55	16,50	14,09	14,20

Aus der Analyse dieses Versuches ist zu ersehen, daß Urteile nicht vorsichtig genug gehalten sein können. Sehr gut ist an diesem Material zu sehen, daß die stat. Verrechnung ein zwar wichtiges, aber doch nur ein Hilfsmittel darstellt. Obwohl z. B. rein rechnerisch gesicherte Rassenunterschiede gefunden wurden, zeigt doch die biologische Analyse, daß es sich nicht um solche handelt, sondern um umweltbedingte Beeinflussungen. Es wurde eine große Tierzahl und von verschiedenen Orten zu diesem Versuche herangezogen, und doch lassen sich nur bedingte Aussagen für einige beeinflussende Faktoren machen. Für die primäre Fragestellung des Einflusses der Beifütterung dürfte aber ein einigermaßen zutreffendes Urteil abzugeben sein.

In den bisherigen Ausführungen wurde vor allem die *Prophylaxe zur Verminderung der Ferkelverluste behandelt.* Es wird sich, um eine weitere Verkleinerung der Verluste zu erreichen, auch zweckmäßig erweisen, nach der Geburt weitere Maßnahmen zur Erhaltung der Gesundheit der geworfenen Ferkel zu treffen. In erster Linie kommt es hierbei auf die Haltung und Fütterung an. Da zeigen vor allem die Untersuchungen von BARBER, BRAUDE und MITCHELL [2], daß es bei „Stalltieren“ nach etwa 14 Tagen zu einer Verminderung der Hämoglobinwerte auf 8,5 g% gegenüber 12 g% bei den „Weidetieren" kommt und die Stalltiere diese Werte bis gegen die 8. Woche beibehalten. Bei den Weidetieren kommt es zwar auch zu einem Abfall, der aber schon vom 7. Tag an wieder ausgeglichen wird. Mit dieser Erhöhung des Hgl-Wertes setzt ab 3. Woche ein schnelleres Wachstum bei den Weidetieren ein, das mit dem Anstieg der Hgl-Werte parallel geht. Es sind daher, wie auch schon früher bekannt war, nach dem Vorschlag von BEHRENS [5] und nach den Untersuchungen von BALBIERZ [1] den Ferkeln, sobald die Nahrungsaufnahme einsetzt, *Mineralsalzmischungen beizufüttern* oder ihnen Gelegenheit zur Aufnahme solcher Salze durch *reichlichen Auslauf* zu geben. Auf günstige Resultate bei einer direkten Beeinflussung der Ferkelanämie durch Injektion von Eisenpräparaten weist BEHRENS [5] hin, der gute Erfolge mit Deloston und Eisenpräparat M erzielte. McDONALD, DUNLOP und BATES fanden ein intramuskulär verabreichtes Eisendextran-Präparat wirksam, was auch BROWNLIE bestätigt, während bei letzterem eine Suspension von Ferriphosphat wirkungslos blieb. Nach KÖHLER [13] scheint neben dem Eisenmangel noch ein solcher von Eiweiß wichtig zu sein, wobei es im Verlaufe der Krankheit auch zu Verschiebungen im Verhältnis der Bluteiweißkörper zu kommen scheint.

Zusammenfassung

In 4 thüringischen und 3 mecklenburgischen Betrieben wurde bei 208 Würfen 1954/55 der Einfluß einer Fe/Cu-Beifütterung an Sauen in ihrer Wirkung auf die Ferkel geprüft. Die Tiere erhielten im Gegensatz zu einer früheren Versuchsreihe, in welcher 3 verschiedene Präparate geprüft wurden, diesmal in der Zeit von 4 Wochen vor bis 4 Wochen nach der Geburt täglich etwa 18 g „Afarom".

Während die Wurfgröße und das Geburtsgewicht nur wenig durch die Beifütterung beeinflußt wurden, besteht für das 4- und 8-Wochenwurfgewicht eine statistisch gesicherte Erhöhung. Größer als der jahreszeitliche Einfluß ist bei diesem Material die Standortentwicklung. So zeigen die absoluten Gewichte beträchtliche Unterschiede.

Die in diesem Versuch bei Verrechnung nach der Varianzanalyse zwar ebenfalls gesicherten Rassenunterschiede können nur im Zusammenhang mit dem Standort gesehen werden. Für einen Rassenvergleich sind die Daten weder aus einer „repräsentativen Stichprobe" gewonnen, noch konnten als primärste Voraussetzung mehrere Rassen (mindestens zwei) an einem Ort geprüft werden. Auch bei den Verlusten zeigen sich große Standortdifferenzen und beeinflussen stark die Werte der Rassen.

Insgesamt ist die Wirkung der Beifütterung sehr groß. *Bei den Totgeburten waren die Verluste in der Kontrollgruppe um 157% und die Abgänge bis 4 Wochen um 91% höher als in der Afaromgruppe.*

Bei der getrennten Verrechnung der 81 Würfe von A.L. wurde für die Totgeburten eine hohe Wahrscheinlichkeit von 99,8% für die Differenz der Gruppen gefunden, dagegen kein Einfluß der Jahreszeit, der Väter und der Wechselwirkungen.

Der Vergleich von 32 Sauen, die wechselweise einmal mit und einmal ohne Beifütterung im Versuch standen, erbrachte eine hohe Signifikanz für die Differenz bei den Totgeburten und den Gesamtveerlusten.

Die Verluste durch Erdrücken haben bei Zusammenfassung der 1958 geborenen Ferkel mit absolut 3,11% bzw. 20,67% der Gesamtverluste bei diesen ausgesuchten Betrieben noch einen recht hohen Anteil.

Der wirtschaftliche Wert der Beifütterung dürfte in Anbetracht der hohen Kosten zur Erzeugung eines Ferkels durch die Senkung der Verluste und bessere Gewichtsentwicklung eine wesentliche Bedeutung besitzen.

Nachdem es sich bei den Ferkelverlusten um einen Komplex verschiedener Ursachen handelt, erscheint es zweckmäßig, neben den zu treffenden hygienischen Voraussetzungen, und neben der prophylaktischen Beifütterung an die Sauen, den Ferkeln auch Gelegenheit zum Auslauf und damit zur Aufnahme von notwendigen Stoffen zu geben oder eine direkte Behandlung der Erkrankten mit Eisenpräparaten durchzuführen.

Zum Schluß möchte ich Herrn Dr. Otto für die Durchführung der biostatistischen Berechnungen meinen besten Dank zum Ausdruck bringen.

Literaturverzeichnis

[1] BALBIERZ, Medyc. Wet. Warzawa 11, 41, 1955.
[2] BARBER, BRAUDE und MITCHELL, Vet. Rec. 67, 543, 1955.
[3] R. BAUER, Ferkelverluste, Hannover 1950, Verl. M. & H. Schaper.
[4] BEHRENS, Dtsch. tierärztl. Wschr. 61, 133, 1954.
[5] BEHRENS, Tierärztl. Umsch. 11, 338, 1956.
[6] BROWNLIE, Vet. Rec. 67, 350, 1955.
[7] BUCHANAN u. Mitarb. zit. n. [8].
[8] CAROLL und KRIDER, Swine Production, 2. Aufl. New York, Toronto, London 1956, Mc Graw-Hill Book Comp.
[9] Der freie Bauer Nr. 41, 1956.
[10] M. HABERSANG, Diss. Berlin FU 1952.
[11] HECKELBACHER, zit. Züchtungskde. 1955, 272.
[12] KAZAR und TAMAS, Allattenyesztes 3, 57, 1954 (ungarisch).
[13] KÖHLER, Diss. Hanover 1955.
[14] MC DONALD, DUNLOP u. BATES, Brit. Vet. J. 111 403, 1955.
[15] NESENI, Wiss. Zschr. Univ. Rostock 2, 121 1953.
[16] NESENI, Mh. Vet. Med. 8, 139, 1953.
[17] STAHL, Mitt. DLG 71, 1956.
[18] URBANYI, zit. n. Züchtungskde. 16, 256, 1948.
[19] WACKER, Mitt. DLG 70, 1955.

Eingegangen am 7. 12. 56.

Aus dem Institut für Tierzucht, Fütterungslehre und Alpwirtschaft
der Hochschule für Bodenkultur in Wien
(Vorstand: o. ö. Prof. Dr. J. W. AMSCHLER)

KARL TSCHIDERER

Mastversuch bei 100 Schweinen zur Einsparung von tierischem Eiweiß durch Aurofac-2 A unter besonderer Berücksichtigung der Ausschlachtung und Fleischgüte

Einleitung

In Europa ist der Verbrauch an Schweinefleisch schon vor 1938 beträchtlich angestiegen. Rund $^2/_3$ des Fleisch- und $^1/_3$ des Speisefettbedarfs der deutschen Bevölkerung wurden aus der Schweinehaltung gedeckt. Das Schweinefleisch hat das Rindfleisch an Bedeutung überflügelt und nimmt nunmehr den *ersten Platz in der Fleischversorgung ein* (ZORN [151]). Mit dieser Bevorzugung des Schweinefleisches ging eine Steigerung der Qualitätsansprüche parallel, die sich, durch die Mangellage während des Krieges und der Nachkriegszeit unterbrochen, in der letzten Zeit zu einem immer mehr bestimmenden Marktfaktor entwickeln. Bei den Bestrebungen, diesen Forderungen zu entsprechen, spielen die Rassenfrage (SCHMIDT [118], KRONACHER [77]) und Körperform (ADAMETZ [1]), vor allem im Hinblick auf das Fett-Fleischverhältnis (SCHAAF [117]), eine große Rolle. Schwarzpigmentierte Schweinerassen können z. B. den heutigen Qualitätsansprüchen auch auf den Inlandmärkten kaum entsprechen. Vielfach verfetten sie bereits sehr frühzeitig. Zusätzlich wirkt die Ware durch die Pigmentierung unansehnlich. In der Reinzucht sind sie qualitätsmäßig unbefriedigend, Gebrauchskreuzungen mit ihnen weisen keine besonderen Vorteile auf und gefährden nur die Vereinheitlichung der Schlachtschweinerzeugung (JESCHE [71]). Die Bemühungen sind aber nicht nur auf eine Verbesserung der Schlachtqualität gerichtet. Man trachtet auch, die Wirtschaftlichkeit der Schweinmast zu erhöhen. Es wurden Mastleistungsanstalten errichtet (TSCHIDERER [135]), in denen der Futterverbrauch in nordischen Futtereinheiten (HANSSON [63]) oder in Gesamtnährstoffen per kg Zuwachs (LEHMANN [81]) festgestellt und die Tiere nach der Schlachtung einer strengen Beurteilung und Bewertung unterzogen werden. Auf diese Weise wird ein Einblick in die Leistungseigenschaften einzelner Tiere und Blutlinien gewonnen, der wiederum züchterische Maßnahmen ermöglicht.

Die Eigenschaften der Haustiere sind zum Teil durch autonome Gene (AMSCHLER [3]), also durch Erbanlagen, die unabhängig von der Umwelt sind, bestimmt. Anders hingegen liegen die Verhältnisse bei den „Konditionellen Genen". Nicht etwa, daß die Existenz dieser Gene von bestimmten äußeren Bedingungen abhängig sei. Die Anwesenheit ist genau so gegeben, wie jene der „Autonomen Gene“. Ihre Äußerung jedoch unterliegt nach Grad von Menge und Güte in hohem Maße gewissen äußeren Bedingungen. Es muß darauf sehr eindringlich aufmerksam gemacht werden, daß einerseits die „harte“ Vererbung (Autonome Gene) für die Tierzucht sehr überschätzt wurde, andererseits die Tierproduktion mit ihren Leistungsarten an Milch, Butter, Fleisch, Eier, Wolle, Äußeres (Exterieur), Rennleistung, ausgesprochenen „Konditionellen Genen“ ihren Ursprung verdanken. Die Anlage muß vorhanden sein, die gewünschte hohe und höchste Entfaltung jedoch unterliegt gewissen äußeren Bedingungen, Konditionen, weshalb die verursachenden Faktoren oder Gene in der Gruppe der „Konditionellen Gene“ zusammengefaßt werden sollen.

Neben den erbbiologischen Voraussetzungen sind aber die Umweltwirkungen keinesfalls außer acht zu lassen, denn die Konstitution in ihrer Gesamtheit ist zweifellos zu einem guten Teil konditionell bedingt (AMSCHLER [8]).

Eine im Hinblick auf die Leistungen der Schweine außerordentlich gewichtige Umweltwirkung stellt die *Fütterung* dar.

Die extreme Frühreife bzw. Raschwüchsigkeit, die sonst von keinem Säugetier erreicht wird, bedingt eine Steigerung der Stoffwechselvorgänge und damit eine physiologische Leistung des Verdauungsapparates, des Drüsen-, Hormon- und Nervensystems, die nur einigermaßen vorstellbar wird, wenn man bedenkt, daß das Schwein sein Geburtsgewicht innerhalb des ersten Lebensjahres verhundertfacht (BERTL [17]). Es wird daher verständlich, wie sehr gerade die *Ernährung* diesen hochwertigen Stoffwechselmechanismus beeinflussen kann. Wenn man heute eine Futterbasierung zusammenstellt, so müssen neben Eiweiß, Stärkewert und Ballast auch die Mineralstoffe einschließlich Spurenelemente, Vitamine und Wirkstoffe berücksichtigt werden. Eine wichtige Gruppe von Wirkstoffen ist die der *„Antibiotica“*.

Eigene Untersuchungen

A. Versuchsort

Der vorliegende Versuch wurde in der Schweine-Versuchs- und Prüfanstalt der Landwirtschaftskammer für Niederösterreich und Wien in Schwechat durchgeführt.

Im Jahre 1951 erbaute die Landwirtschaftskammer für Niederösterreich und Wien mit Hilfe der MEC-Mission für Österreich und des Bundesministeriums für Land- und Forstwirtschaft diese Versuchsstation. Die Anlage besteht aus 3 Versuchshallen mit je 100 Einzelbuchten, einem Wirtschaftsgebäude, einem Wohn- und Manipulationsgebäude, einem Kontumatstall, einem Zuchtstall und einer Freilandanlage.

B. Zweck des Versuches und Beschreibung des Versuchspräparates

1. Zweck des Versuches

Es sollte an Schweinen unter optimalen Bedingungen festgestellt werden, wie weit es unter Berücksichtigung der Ausschlachtung und Fleischgüte möglich ist, tierisches Eiweiß unter Beifütterung von *Aurofac-2 A* durch pflanzliches Eiweiß zu ersetzen, ohne daß die Gewichtszunahmen, die Futterumwandlungsquote und die Wirtschaftlichkeit der Mast beeinträchtigt werden.

2. *Beschreibung des Versuchspräparates*

„Aurofac-2 A" ist die Handelsbezeichnung für ein antibiotisches Beifuttermittel, das ein mit Sojabohnenmehl verdünntes aureomycinhaltiges Fermentationsprodukt des Strahlenpilzes Streptomyces aureofaciens ist. Dieser Pilz hat die Fähigkeit, während des Wachstums Aureomycin und Vitamin B_{12} als Stoffwechselprodukt in die Kulturlösung abzusondern. Die Fermentation wird in großen geschlossenen Behältern und mit strenger Einhaltung bestimmter Fabrikationsbedingungen wie Temperatur, Belüftung, Rührung usw. durchgeführt. Die Fermenter werden mit Vorkulturen geimpft, die in Keimtanks durch Bebrütung aus Sporen des aureofaciens gewonnen werden. Das Sporenmaterial selbst wird im Pilzlaboratorium aus Oberflächenkulturen zubereitet. Die Ausbeute, d. h. der Aureomycinertrag eines Ansatzes im Fermenter ist im entscheidenden Maße von der Qualität der Sporen, also der Leistungsfähigkeit des Pilzstammes abhängig. Die Industriestämme sind hochaktive Kulturen, die durch einen sorgfältigen Ausleseprozeß isoliert worden sind und dadurch erst eine rationelle Produktion ermöglichen. Der gesamte Vorgang von der Ankeimung der Sporen bis zur Reifung in den Großfermenten benötigt etwa 6–8 Tage. Nach Zusatz gewisser Hilfsstoffe, die Aureomycin und Vitamin B_{12} binden, wird die gebildete Pilzmasse abfiltriert und einer schonenden Trocknung und Mahlung unterworfen. Es erfolgt sodann die Einstellung auf den gewünschten Standard (WILSON[146]).

„Aurofac-2A" wird von der American Cyanamid Company, New York, USA, nach der beschriebenen Produktionsmethode erzeugt und enthält in einem Kilogramm mindestens 8 g Aureomycin, dieser Gehalt ist garantiert. Weiter enthält das Produkt bedeutende, aber nicht garantierte Mengen Vitamin B_{12}.

C. *Versuchsplan und -anordnung, Versuchsmaterial, Haltung, Stallklima und Fütterung*

1. *Versuchsplan*

Aus 100 Ferkeln sollten 5 Versuchsreihen (I–V) mit je einer Versuchs- und einer Kontrollgruppe (je 10 Tiere) gebildet werden. Für eine Versuchs- und eine Kontrollgruppe war immer die gleiche Futtermischung mit demselben Gehalt an tierischem und pflanzlichem Eiweiß bestimmt. An alle Versuchstiere sollte Aurofac-2 A verfüttert werden und zwar im

1. Versuchsabschnitt 1,5 bis 2 g, im

2. Versuchsabschnitt 3 g.

Um feststellen zu können, bis zu welchem Prozentsatz tierisches Eiweiß durch Beifütterung von Aurofac-2 A durch pflanzliches ersetzt werden kann, war vorgesehen, die Futtermischungen nach folgender Abstufung zusammenzustellen:

Futtermischung	I	33%	tierisches	Eiweiß,	67%	pflanzliches	Eiweiß
„	II	26%	„	„	74%	„	„
„	III	18%	„	„	82%	„	„
„	IV	9%	„	„	91%	„	„
„	V	0%	„	„	100%	„	„

Es war auch geplant, sämtliche Tiere auf die Mast- und Schlachtleistung, sowie auf die Wirtschaftlichkeit zu prüfen.

2. *Versuchsanordnung*

Der Versuch wurde mit insgesamt 100 Tieren als Gruppenfütterungsversuch durchgeführt. Die Aufteilung der Versuchsferkel erfolgte nach Gewicht und Geschlecht gleichmäßig auf 5 Versuchsreihen mit je 10 Versuchs- und 10 Kontrolltieren. Die Versuchstiere wurden einzeln, zuerst nach 8, und dann nach 14 Tagen gewogen und ständig unter tierärztlicher Kontrolle gehalten.

Anzahl der Schweine zu Versuchsbeginn: 50 mit Aurofac-2 A und 50 ohne Aurofac-2 A

Anzahl der Schweine zu Versuchsende: 50 mit Aurofac-2 A und 48 ohne Aurofac-2 A.

Je ein Tier der Kontrollgruppe II und III mußte am 4. August 1954 wegen Krankheit geschlachtet werden. Nr. 46 der Gruppe II wurde wegen schlechter Freßlust, Gewichtsabnahme, Grind und starkem Husten ausgeschieden. Der tierärztliche Schlachtbefund ergab hochgradige katharrhalische Lungenentzündung.

Nr. 68 der Gruppe III wurde wegen hochgradigem Grindbefall und starkem Husten, bei geringer Freßlust ausgeschieden. Der tierärztliche Schlachtbefund ergab stark vergrößerte Lymphknoten mittelgradige Lungenentzündung mit hepatisierten Spitzenlappen. Ende des Versuches: 26. Oktober 1954 (Schlachtung der Kontrollgruppe V).

Die Schlachtung erfolgte nach Erreichung eines Gruppendurchschnittsgewichtes von ca. 104 kg.

Dauer des ersten Versuchsabschnittes: 13. Mai bis 16 Juni 1954 -- 35 Tage

Dauer des zweiten Versuchsabschnittes: 17. Juni bis 26. Oktober 1954 – 132 Tage

Dauer des gesamten Versuches: – 167 Tage
Alter der Tiere zu Versuchsbeginn: 2–3 Monate
Alter der Tiere zu Versuchsende: 7,5–8,5 Monate.

3. *Versuchsmaterial*

Alle Tiere gehörten der Rasse „Deutsches Edelschwein“ an. Sie stammten zum Teil aus der eigenen Zucht, der Rest wurde aus einem für Versuchszwecke am Welser Markt angekauften Ferkeltransport ausgesucht.

4. *Haltung*

Die Ferkel wurden anfänglich zu fünft gehalten, immer 5 männliche und 5 weibliche Tiere in je einer Bucht. Später wurden die Ferkel zu zweien in einer Bucht gemästet. Alle Tiere befanden sich während der ganzen Versuchszeit in der Versuchshalle III.

5. Stallklima

Die Stalltemperatur schwankte zwischen 11 und 30° C und betrug im Tagesmittel 19,12° C. Durchschnitt 6 Uhr 17,11° C; 16,00 Uhr 21,13° C.

Die relative Luftfeuchtigkeit im Stall schwankte zwischen 38 bis 96% und betrug im Tagesmittel 73,53%. Durchschnitt 6 Uhr 84,24%; 16.00 Uhr 62,83%.

6. Futter und Fütterung

Das Futter der 5 Versuchs- und Kontrollgrupppen setzte sich wie folgt zusammen:

Futtermischung I: 10 Versuchstiere (mit Aurofac-2A)
10 Kontrolltiere

%	Futterart	verd. Eiweiß kg	GNST kg[1])	FE[2])
40	Maisschrot	2,59	33,48	43,91
40	Gerstenschrot	4,09	29,26	42,49
3	Hefe	1,15	2,13	3,43
7	Sojabohnenkuchenmehl	2,72	5,67	8,60
8	Fischmehl	5,31	6,36	11,79
2	Mineralstoffe	—	—	—
100		15,86	76,90	110,22

mit 33,48% tier. Eiweiß, 66,52% pflanzl. Eiweiß

Futtermischung II: 10 Versuchstiere (mit Aurofac-2A)
10 Kontrolltiere

%	Futterart	verd. Eiweiß kg	GNST kg	FE
40	Maisschrot	2,59	33,48	43,91
40	Gerstenschrot	4,09	29,26	42,49
3	Hefe	1,15	2,13	3,43
9	Sojabohnenkuchenmehl	3,50	7,29	11,05
6	Fischmehl	3,98	4,77	8,84
2	Mineralstoffe	—	—	—
100		15,31	76,93	109,72

mit 26,00% tier. Eiweiß, 74,00% pflanl. Eiweiß.

[1]) Gesamtnährstoffe nach LEHMANN
[2]) Nordische Futtereinheiten nach HANSSON

Futtermischung III: 10 Versuchstiere (mit Aurofac-2A)
10 Kontrolltiere

%	Futterart	verd. Eiweiß kg	GNST kg	FE
40	Maisschrot	2,59	33,48	43,91
40	Gerstenschrot	4,09	29,26	42,49
4	Hefe	1,53	2,84	4,57
10	Sojabohnen kuchenmehl	3,89	8,10	12,29
4	Fischmehl	2,66	3,18	5,89
2	Mineralstoffe	—	—	—
100		14,76	76,86	109,15

mit 18,02% tier. Eiweiß, 81,98% pflanzl. Eiweiß.

Futtermischung IV: 10 Versuchstiere (mit Aurofac-2A)
10 Kontrolltiere

%	Futterart	verd. Eiweiß kg	GNST kg	FE
40	Maisschrot	2,59	33,48	43,91
40	Gerstenschrot	4,09	29,26	42,49
4	Hefe	1,53	2,84	4,57
12	Sojabohnen kuchenmehl	4,67	9,72	14,74
2	Fischmehl	1,33	1,59	2,95
2	Mineralstoffe	—	—	—
100		14,21	76,89	108,66

mit 9,36% tier. Eiweiß, 90,64% pflanzl. Eiweiß.

Futtermischung V: 10 Versuchstiere (mit Aurofac-2A)
10 Kontrolltiere

%	Futterart	verd. Eiweiß kg	GNST kg	FE
40	Maisschrot	2,59	33,48	43,91
39	Gerstenschrot	3.99	28,53	41,42
4	Hefe	1,53	2,84	4,57
15	Sojabohnen kuchenmehl	5.84	12,15	18,43
2	Mineralstoffe	—	—	—
100		13,95	77,00	108,33

mit 0% tier. Eiweiß, 100% pflanzl. Eiweiß.

7. *Ergebnisse der chemischen Analyse der im Versuch verwendeten Futtermittel.)*[1]

	Gerste	Mais	Sojabohnenkuchenmehl	N-Hefe[2])	Fischmehl
Wasser . . . . %	9,8	11,2	9,7	8,5	8,1
Rohprotein . . . %	13,0	7,9	41,4	41'8	72,1
Rohfett . . . . %	2,6	4,4	5,1	1,4	8,3
Stickstoffreie Extraktstoffe . . %	67,0	72,5	31,3	34,0	—
Rohfaser . . . . %	5,3	2,7	6,2	4,7	—
Asche . . . . . %	2,3	1,3	6,3	9,6	10,3
Salz . . . . . %	—	—	—	—	0,9

	Mineralstoffmischung
Wasser (5 Stunden bei 105° C)	1.80%
Asche (bei 550° C)	94.43%
Sand	3.37%
Kalk (CaO)	42.42%
Kohlensäure (CO_2)	26.92%
Phosphorsäure (P_2O_5)	5.64%
Schwefelsäure (SO_3)	1.13%
Salz (NaCl)	13.87%
Eisen (Fe)	0.35%
Mangan (Mn)	0.22%
Kupfer (Cu)	0.05%

Jod wurde qualitativ nachgewiesen.

Daraus lassen sich annähernd folgende Hauptgemengeteile errechnen:

Kohlensaurer Kalk $CaCO_3$+1.3% Sand und Ton	62.5%
Entleimtes Knochenmehl	19.1%
Entleimtes Knochenmehl setzt sich zusammen aus:	
Phosphorsaurer Kalk $Ca_3(PO_4)_2$	12.3%
Organische Substanz	3.8%
Wasser	0.9%
Sand und Ton	2.1%
Jodiertes Salz (NaCl)	13.9%
Eisensulfat ($FeSO_4 \cdot 7\,H_2O$)	1.7%
Mangansulfat ($MnSO_4 \cdot 1\,H_2O$)	0.7%
Kupfersulfat ($CuSO_4 \cdot 5\,H_2O$)	0.2%

Da die Tiere unter optimalen Haltungs- und Fütterungsverhältnissen gemästet werden sollten, wurde an alle Tiere beider Gruppen wöchentlich 1 ccm Vitamin-Öl mit 5.000 (I.E.)[3] Vitamin D_3 und 25.000 I.E. Vitamin A verfüttert.

Die Schweine der Versuchsgruppe erhielten:

[1]) Die Analysen wurden von der Landw. chem. Bundes-Versuchsanstalt Wien ausgeführt.
[2]) *Futterhefe N* (Sulfithefe).
[3]) I. E. = Internationale Einheit.

Zeit	Menge pro Tier und Tag Aurofac-2A g	d. s. Aureomycin mg
1. Versuchsabschnitt:		
13. 5. bis 16. 6. 1954	1,5–2	12–16
2. Versuchsabschnitt:		
17. 6 bis Mastende	3	24

die Tiere der Kontrollgruppe erhielten die gleichen Mengen Sojabohnenkuchenmehl. Die Fütterung erfolgte zweimal täglich. Am Sonntag erhielten die Versuchs- und Kontrolltiere kein Futter (Sonntagsfasttag).

Aurofac-2A wurde an die Versuchstiere bis 24 Stunden vor der Schlachtung verabreicht, d. h. auch in der letzten Ration vor der Schlachtung befanden sich noch 24 mg Aureomycin. Auf eine Verminderung des Proteingehaltes des Futters bei den höheren Gewichtsklassen, wurde in diesem Versuch verzichtet, da es ja Zweck der Arbeit war, zu untersuchen, ob auch bei optimalen Haltungs- und Fütterungsverhältnissen eine Wirkung von Aurofac-2A festzustellen ist.

D. Ergebnis des Versuches

1. Zusammenfassung der wichtigsten Mastleistungsergebnisse

1. Versuchsabschnitt
(13. 5.—16. 6. 1954, die Versuchstiere erhielten 1,5—2 g Aurofac-2A)

	Mastdauer in Tagen		Durchschnittl. tägl. Zunahme in g		Verbrauch an nord. Futter-einh. f. 1 kg Leb. Gew.Zuw.		Verbrauch an GNST. in kg p. Tier u. Tag		Verwertungs-zahl nach LEHMANN	
Gruppen	V[1])	K[2])	V	K	V	K	V	K	V	K
I	35	35	475	435	2,80	2,96	0,929	0,901	195	207
II	35	35	434	412	3,02	3,04	0,927	0,885	213	215
III	35	35	438	386	3,01	3 30	0,931	0,901	212	233
IV	35	35	406	355	3,16	3,30	0,916	0,836	225	235
V	35	35	294	299	3,95	4,00	0,830	0,856	282	285

[1]) V = Versuchsgruppe mit Aurofac-2A
[2]) K = Kontrollgruppe ohne Aurofac-2A

2. Versuchsabschnitt
(17. 6.—26. 10. 1954, die Versuchstiere erhielten 3 g Aurofac-2A)

	Mastdauer in Tagen		Durchschnittl. tägl. Zunahme in g		Verbrauch an nord. Futter-einh. f. 1 kg Leb. Gew.Zuw.		Verbrauch an GNST. in kg p. Tag u. Tier		Verwertungs-zahl nach LEHMANN	
Gruppen	V[1])	K[2])	V	K	V	K	V	K	V	K
I	104	111	768	722	3,71	3,91	1,996	1,977	260	274
II	111	118	713	686	3,78	3,96	1,902	1,934	266	280
III	111	118	730	677	3,76	3,86	1,939	1,859	266	273
IV	111	125	732	686	3,73	3,81	1,950	1,863	266	271
V	118	132	693	621	3,65	3,86	1,805	1,712	260	275

[1]) V = Versuchsgruppe mit Aurofac-2A
[2]) K = Kontrollgruppe ohne Aurofac-2A

2. *Ausschlachtungsergebnisse*

Die Ausschlachtung erfolgte nach der Wiener Methode (BERTL [20]), wie sie bei den Mastleistungsprüfungen angewendet wird. Die Punktierung wurde nach einem eigenen Schema (nach BERTL) vorgenommen Danach können für die nachstehend angeführten Schlachteigenschaften die folgenden Höchstpunktezahlen vergeben werden:

Fleisch- und Speckqualität	100 Punkte
Verhältnis Fett- zu Fleischanteil	50 Punkte
Verhältnis höher bewerteter Fleischsorten zum Schlachtgewicht	50 Punkte
maximal	200 Punkte

Das Fett-Fleischverhältnis wird errechnet, indem man — nach handelsüblicher Zerlegung — die Gewichte von Karree (kurz und lang), Schopfbraten und Schlögel mit Schlußbraten durch die Gewichte von Speckseite und Filz dividiert. Das Verhältnis der höher bewerteten Fleischsorten zum Gesamtschlachtgewicht ergibt sich durch Division der Gewichte der beiden Schweinehälften (kalt) durch die Summe der Gewichte von Karree (kurz und lang), Schulter und Schlögel.

Zusammenfassung der wichtigsten Ausschlachtungsergebnisse.

	Versuchsreihen mit Aurofac-2A				
	I	II	III	IV	V
Durchschn. Gewicht d. linken Hälften (kalt)	38,22	38,43	38,08	38,23	38,19
Fett-Fleischverhältnis	1 : 1,61	1 : 1,68	1 : 1,66	1 : 1,80	1 : 1,67
Kühlverlust	1,17	1,18	1,34	1,74	1,26
Gesamtpunkte . . .	149	150	148	153	157

	Versuchsreihen ohne Aurofac-2A				
	I	II	III	IV	V
Durchschn. Gewicht d. linken Hälften (kalt) .	39,03	38,90	39,02	39,27	36,89
Fett-Fleischverhältnis	1 : 1,55	1 : 1,59	1 : 1,73	1 : 1,70	1 : 1,80
Kühlverlust	1,56	0.72	0,97	1,57	1,49
Gesamtpunkte . . .	138	146	152	154	157

	Versuchsreihen	Kontrollreihen
	Durchschnitt	
Durchschnittl. Gewicht der linken Hälften (kalt) . .	38,23	38,62
Fett-Fleischverhältnis . . .	1 : 1,68	1 : 1,67
Kühlverlust	1,34	1,28
Gesamtpunkte	151	149

Die Schlachtprüfung ergab keine wesentlichen Unterschiede innerhalb der Versuchsreihen mit hohem und geringem Anteil an tierischem Eiweiß. Bei der Gesamtbeurteilung und Punktierung nach BERTL schnitten im Durchschnitt aller Gruppen die Versuchstiere, welche *mit Aurofac-2A gefüttert* wurden, etwas besser ab als die Kontrolltiere ohne Aurofac-2A. Der Kühlverlust war hingegen bei den Kontrolltieren ohne Aurofac-2A im Durchschnitt aller Gruppen um 0,06% geringer als bei den Versuchstieren mit Aurofac-2A. Diese Differenz ist jedoch nicht signifikant.

3. *Untersuchungen über die Beeinflussung der Fleisch-Qualität durch Beifütterung von Aurofac-2A*

Zur weiteren Überprüfung der Fleischqualität in Bezug auf die *Haltbarkeit* wurden *Dauerwaren,* u. zw. *Würste, Selchfleisch und Konserven* hergestellt. Diese sollten einer sinnenmäßigen, einer bakteriologischen sowie einer chemischen Prüfung unterzogen werden.

a) Sinnenmäßige Prüfung:

Von der Lebensmittelversuchsanstalt in Wien XIX., Hofzeile 12, wurden je 5 Rollkarree — (Selchfleisch)Proben von Versuchstieren, welche mit Aurofac-2A gefüttert wurden, und fünf Rollkarree (Selchfleisch)Proben von Kontrolltieren, die kein Aurofac-2A erhielten, untersucht. Außerdem kamen 2 Wurstproben (Krakauer) von Aurofac- und Nicht-Aurofac-2A-Tieren zur Untersuchung.

Die sinnenmäßige Prüfung der Rollkarreeproben, die sowohl im rohem Zustand als auch nach einer 25 Minuten betragenden Kochdauer im Drucktopf durchgeführt wurde, ergab keinen Unterschied hinsichtlich der Zartheit des Fleisches der einzelnen Proben sowie der beiden Versuchsgruppen. In geschmacklicher Hinsicht zeigten die Proben der Gruppe Aurofac-2A eine gewisse Überlegenheit gegenüber den Proben der Kontrollgruppe, wie von mehreren Personen übereinstimmend festgestellt wurde.

Die beiden Wurstproben (Krakauer) erwiesen sich als Würste guter Qualität, sie zeigten bei einer grobsinnlichen Prüfung keine wesentlichen Qualitätsunterschiede.

b) Bakteriologische Prüfung

Die bakteriologische Untersuchung wurde von der Bundesanstalt für Lebensmitteluntersuchung in Wien IX, Kinderspitalgasse durchgeführt. Zur Untersuchung gelangten 2 Wurstproben (Krakauer) und Konserven (Dosenschinken und Karree). Die Untersuchungen ergaben keine wesentlichen Unterschiede zwischen den Proben der Aurofac-2A- und Nicht-Aurofac-2A-Tiere.[1])

c) *Chemische Prüfung*

a) Chemische Prüfung der Lebensmittelversuchsanstalt Wien XIX., Hofzeile 12:

Zur Prüfung gelangten: 5 Rollkarree-(Selchfleisch)Proben von Aurofac-2A-Tieren und 5 Rollkarree-(Selchfleisch)Proben von Kontrolltieren ohne Aurofac-2A.

Es wurden Fettanteil, Fleischanteil, Wasser, Rohprotein, Asche, P_2O_5, P_H-Wert und Fett chemisch bestimmt. Die im Gutachten angegebenen Werte verstehen sich auf den vom Speck befreiten Fleischanteil.

Der Wassergehalt der Kontrollproben war im Durchschnitt um rund 4% höher als der der Proben der Versuchstiere mit Aurofac-2A. Der etwas höhere Fettgehalt der Durchschnittsprobe der Versuchsgruppe mit Aurofac-2A entsprach dem niedrigeren Gehalt an Protein.

b) Chemische Prüfung der Versuchsstation für das Gärungsgewerbe in Wien XVIII., Michaelerstraße 25:

Zur Untersuchung kamen 10 Rollkarree-(Selchfleisch)Proben von 5 Aurofac-2A- und 5 von Nicht-Aurofac-2A-Tieren. Es wurde die Bestimmung auf *Aureomycin* neben 8 anderen chemischen Untersuchungen durchgeführt. Die Aureomycin-Bestimmung erfolgte nach der sogenannten Verdünnungsmethode mit Bac. cereus 5 als Testorganismus. In den Fleischproben konnte Aureomycin nicht nachgewiesen werden.

Auf Grund der statistischen Auswertung lagen die Differenzen der arithmetischen Mittel bei allen Bestimmungsstücken innerhalb der Streuung. Es ließ sich demnach chemisch kein Unterschied in der Fleischzusammensetzung von Kontroll- und Aureomycintieren feststellen.

d) *Ergebnisse*

Bei den Untersuchungen über die Beeinflussung der Fleischqualität durch Beifütterung von Aurofac-2A konnte folgendes festgestellt werden:

1. *Die sinnenmäßige Prüfung* ergab:

Keinen Unterschied hinsichtlich der Zartheit des Fleisches. Geschmacklich waren die Proben der Aurofac-2A-Tiere denen der Kontrolltiere überlegen.

2. *Durch die bakteriologische Untersuchung* konnten keine wesentlichen Unterschiede zwischen den Proben der Aurofac-2A- und Nicht-Aurofac-2A-Tiere festgestellt werden.

3. *Chemisch* ließ sich kein Unterschied in der Fleischzusammensetzung von Kontroll- und Aureomycintieren feststellen. In den Fleischproben konnte Aureomycin nicht nachgewiesen werden.

[1]) Gutachten Landwirtschaftskammer für Niederösterreich u. Wien.

4. *Variationsstatistische Auswertung*

a) Grundlagen der statistischen Prüfung

Biostatistik: Ist die zahlentechnische Auswertung von Wägungen, Messungen und Zählungen lebenden Materials (LINDER [89], FISHER [52], FISHER [53], MUDRA [101]). Das durch Messungen, Wägungen oder Zählungen erfaßte Material ist zahlenmäßig begrenzt. Es ist eine Stichprobe aus der Gesamtheit aller möglichen Messungen, der sogenannten „statistischen Population" oder Grundgesamtheit.

Aufgabe der Statistik ist es nun festzustellen, wie weit die Näherungswerte der Stichprobe den wahren Werten der Grundgesamtheit nahekommen, d. h. den Fehler des Näherungswertes zu bestimmen. Durch eine statistische Bearbeitung des Versuchsmaterials kann also festgestellt werden, ob die Ergebnisse zufallsbedingt oder echt sind. Die statistische Prüfung läßt sich mit folgenden Formeln durchführen (MUDRA [101]):

n = Anzahl der Beobachtungen,
n_1 = Anzahl der Beobachtungen der Versuchsgruppe,
n_2 = Anzahl der Beobachtungen der Kontrollgruppe,
x = Anzahl der Beobachtungsergebnisse,
$\pm a$ = Abweichungen vom Mittelwert,
a^2 = Abweichungsquadrate,

M = Mittelwert $= \frac{\sum x}{n}$ (mittlerer Beobachtungswert),

m = mittlerer Fehler des Mittels $= \pm \sqrt{\frac{\Sigma a^2}{n \cdot (n-1)}}$,
(Streuung des Mittelwertes)

D = Differenz $= M_1 - M_2$.

Die Differenz wird aus der Summe der Beobachtungsergebnisse der ersten Gruppe minus den Beobachtungsergebnissen der zweiten Gruppe gebildet.

mD = mittlerer Fehler der Differenz $= \pm \sqrt{m_1^2 + m_2^2}$,

Der mittlere Fehler der Differenz ist ein Maß für die Streuung der Differenz.

$$t = \frac{D}{m D},$$

Der t = Wert ist ein Maß für die Größe einer Differenz, wobei der zugehörige mittlere Fehler der Differenz als Maßeinheit benützt wird. Mit Hilfe der t-Tafel läßt sich zu einem gegebenen t-Wert unter Berücksichtigung der Freiheitsgrade ein Wahrscheinlichkeitswert (p) ermitteln.

FG = Freiheitsgrade $= 2 \cdot (n-1)$ oder $n_1 + n_2 - 2$ [1]).

Da bei einer Anzahl von Einzelwerten nur ein Wert dem Mittelwert am nächsten liegt, sind die übrigen Werte frei und werden als Freiheitsgrade bezeichnet.

p = Grenzwahrscheinlichkeit.

Der p-Wert ist die Wahrscheinlichkeit, mit der festgestellt wird, ob die Differenz im Bereich der Zufallsschwankungen (zufallsbedingt) oder außerhalb des Bereiches der Zufallsschwankungen (wahr, echt) liegt. Die Zufallsschwankungen können durch bekannte oder unbekannte Ursachen bedingt sein. Da es keine natürliche Abgrenzung der Zufallsschwankungen gibt, wird ihr Bereich willkürlich abgegrenzt. So betrachtet man 95% aller Werte einer Grundgesamtheit als mit Zufallsschwankungen behaftet und nur 5% aller Werte als echte

[1]) Vor der Errechnung des Mittelwertes sind alle n-Glieder von x frei variabel. Wird der Mittelwert errechnet, so wird ein x durch den Mittelwert festgesetzt, es sind nicht mehr alle Glieder frei variabel, sondern nur n — 1 Glieder. Da nun von Versuchs- und Kontrollgruppe ein Mittelwert errechnet wird, muß von der Gesamtanzahl der Beobachtungen 2 abgezogen werden.

Unterschiede. Es lassen sich auf Grund der p-Werte mehrere „Sicherheitsklassen" aufstellen.

Im allgemeinen genügen folgende drei Klassen:

p = unter 0,1% — Differenz „Sehr gut gesichert"
p = 0,1—1% — Differenz „Gut gesichert"
p = 1—5% — Differenz „Gesichert".

Eine statistische Sicherheit ist nicht gleichbedeutend mit Sicherheit im üblichen Sinn. Auch bei sehr niedrigen p-Werten kann es sich nur um sehr hohe „Wahrscheinlichkeiten" handeln. Um Mißdeutungen zu vermeiden, wird von manchen Autoren vorgeschlagen, statt „gesichert" den Ausdruck „signifikant" (bedeutsam) zu verwenden.

b) Ergebnisse

Zusammenfassend konnte durch die variationsstatstische Auswertung folgendes festgestellt werden:

1. Der Vergleich der gesamten Aurofac-2A-Tiere gegenüber den Nicht-Aurofac-2A-Tieren in bezug auf die durchschnittlichen täglichen Zunahmen des 1. Versuchsabschnittes (Aurofac-2A je Tier und Tag 1,5–2 g) ergab eine Differenz von 0,031 kg zu gunsten der Aurofac-2A-Tiere. Diese Differenz war „nicht gesichert".

2. Die Gegenüberstellung der gesamten Aurofac-2A- und Nicht-Aurofac-2A-Tiere in bezug auf die durchschnittlichen täglichen Zunahmen während des zweiten Versuchsabschnittes (3 g Aurofac-2A pro Tier und Tag) ergab eine Differenz von 0,039 kg. Diese Differenz war „gut gesichert". Diese Ergebnisse des Versuches deuten darauf hin, daß bei Schweinen, unabhängig vom Lebendgewicht, die wirksame Dosis 3 g Aurofac-2A entsprechend 24 mg Aureomycin pro Tier und Tag sein dürfte.

3. Die Gegenüberstellung der gesamten Aurofac-2A- und Nicht-Aurofac-2A-Tiere in bezug auf den Kühlverlust ergab eine Differenz von 0,064% zu Gunsten der Kontrolltiere ohne Aurofac-2A. Diese Differenz war „nicht gesichert", d. h. also, daß der Kühlverlust praktisch gleich war.

4. Der Vergleich der gesamten Versuchstiere mit Aurofac-2A und der Kontrolltiere ohne Aurofac-2A in bezug auf das Fett-Fleisch-Verhältnis ergab eine Differenz von 0,018 zu Gunsten der Aurofac-2A-Tiere. Diese Differenz war „nicht gesichert", d. h. das Fett-Fleischverhältnis beider Gruppen war gleich.

5. Bei den Kombinationen der Versuchsgruppen mit Aurofac-2A konnte lediglich bei der Kombination Versuchsgruppe I (mit 33,48% tier. Eiweiß) zu Versuchsgruppe V (mit 0,00% tier. Eiweiß) eine gesicherte Differenz zu Gunsten der Versuchsgruppe I festgestellt werden. Daraus ergibt sich, daß bei Aurofac-2A-Beifütterung zu Rationen bis zu einem Anteil von 9,36% tier. Eiweiß praktisch noch die gleichen durchschnittlichen täglichen Zunahmen erreicht werden können, wie bei Rationen mit einem Anteil von 33,48%.

6. Von den Kombinationen der Kontrollgruppe ohne Aurofac-2A war nur die der Kontrollgruppe I (33,48% tier. Eiweiß) zu Kontrollgruppe V (0,00% tier. Eiweiß) gesichert. Auch hier kann gesagt werden, daß bei Verfütterung von Rationen mit einem Anteil von 9,36% tier. Eiweiß die gleichen durchschnittlichen

täglichen Zunahmen erreicht werden können, wie bei der Verfütterung von Rationen mit einem Anteil von 33,48% tier. Eiweiß.

7. Bei den Kombinationen von Versuchsgruppen mit Aurofac-2A und Kontrollgruppen ohne Aurofac-2A war die Kombination V I (33,48% tier. Eiweiß) zu K IV (9,36% tier. Eiweiß) „gut“ und die Kombination V I (33,48% tier. Eiweiß) zu K V (0,00% tier. Eiweiß) „sehr gut gesichert“. Dies besagt, daß bei Verfütterung einer Ration mit 33,48% tierischem Eiweiß und Aurofac-2A bessere durchschnittliche tägliche Zunahmen erzielt werden, als bei Rationen mit 9,36% u. 0,00% tier. Eiweiß ohne Aurofac-2A.

8. Die Kombination V V (0,00% tier. Eiweiß) zu K V (0,00% tier. Eiweiß) war zu Gunsten der Versuchsgruppe mit Aurofac-2A gesichert, d. h. bei rein pflanzlichen Eiweißrationen werden durch Aurofac-2A-Beifütterung bessere durchschnittliche tägliche Zunahmen erzielt.

9. Die Differenz der Kombination V V (0,00% tier. Eiweiß) zu K I (33,48% tier. Eiweiß) war „nicht gesichert“. Dieses bedeutet, daß mit Futterrationen, bestehend aus *rein pflanzlichem Eiweiß mit Aurofac-2A die gleichen durchschnittlichen täglichen Zunahmen erzielt werden können wie mit normalen Futterrationen mit einem Anteil von 33,48% tier. Eiweiß im Gesamteiweiß.*

E. Besprechung der Versuchsergebnisse

Die Versuche wurden mit 100 Tieren der deutschen Edelschweinrasse in 2 Abschnitten durchgeführt. Der erste Versuchsabschnitt erstreckte sich vom 13. Mai bis 16. Juni 1954 (35 Tage), der zweite Versuchsabschnitt vom 17. Juni bis 26. Oktober 1954 (132 Tage). Die gesamte Versuchsdauer war somit 167 Tage.

Zweck des Versuches war, in 5 Versuchsreihen unter optimalen Stall- und Fütterungsverhältnissen tierisches Eiweiß durch pflanzliches Eiweiß und Aurofac-2A zu ersetzen. Dem Versuch folgte die Ausschlachtung und Beurteilung der Fleischgüte.

Von den Mastleistungsergebnissen wurde die Mastdauer, die durchschnittliche tägliche Zunahme, der Verbrauch an Gesamtnährstoffen sowie die Verwertungszahl nach LEHMANN und der Verbrauch an nordischen Futtereinheiten nach HANSSON ausgewertet.

Die Schlachtprüfung erfolgte nach der sogenannten Wiener Methode. Zur weiteren Auswertung gelangte das Fett-Fleischverhältnis, das Verhältnis höher bewerteter Fleischsorten zum Schlachtgewicht, sowie der Kühlverlust.

Proben von Dauerwaren wurden zur Überprüfung der Fleischqualität sinnenmäßig, bakteriologisch und chemisch untersucht.

Die wichtigsten Versuchsergebnisse wurden soweit als möglich variationsstatistisch ausgewertet (nach MUDRA).

Eine Rentabilitätsberechnung gibt Aufschluß über die Wirtschaftlichkeit der Beifütterung von Aurofac-2A.

F. Zusammenfassung

1. Der Versuch wurde in der Schweine-Versuchs- und Prüfanstalt der Landwirtschaftskammer für Niederösterreich und Wien in Schwechat durchgeführt.
2. Zweck des Versuches war, in 5 Versuchsreihen festzustellen, wieweit es möglich ist, unter optimalen Stall- und Fütterungsverhältnissen tierisches Eiweiß durch Beifütterung von Aurofac-2A durch pflanzliches Eiweiß zu ersetzen. Besonderes Augenmerk war auch auf die Ausschlachtung und Fleischgüte zu richten.
3. Der Versuch wurde mit insgesamt 100 Schweinen der deutschen Edelschweinrasse in 5 Versuchsreihen mit je 10 Versuchs- und 10 Kontrolltieren durchgeführt.
4. Die Versuchszeit gliederte sich in zwei Abschnitte, und zwar: Vom 13. Mai bis 16. Juni 1954 und vom 17. Juni bis 26. Oktober 1954. In der ersten Versuchsperiode erhielten die Versuchstiere täglich 1,5 bis 2 g Aurofac-2A mit 12–16 mg Aureomycin. Ab 17. Juni bis Mastende 3 g Aurofac-2A mit 24 mg Aureomycin.
5. Das Futter bestand aus Getreideschrot, Sulfithefe, Sojabohnenkuchenmehl und Fischmehl. Der Anteil des tierischen Eiweißes betrug abgestuft in der Gesamtration bei den Versuchsreihen I 33,48%, II 26,00%, III 18,02%, IV 9,36%, V 0,00%. In jeder Versuchsreihe erhielten 10 Tiere Aurofac-2A beigefüttert, 10 Tiere dienten zur Kontrolle.
6. Im Durchschnitt beider Versuchsabschnitte ergab sich eine um *7,70%* bessere durchschnittliche tägliche Zunahme der Aurofac-2A-Tiere.
7. Zur Erzeugung von 100 kg Lebendgewicht benötigten die Versuchstiere mit Aurofac-2A um *4,34%* weniger Gesamtnährstoffe als die Vergleichstiere.
8. Ergebnisse des Versuches deuten darauf hin, daß beim Schwein – unabhängig vom Lebendgewicht – die wirksame Dosis 3 g Aurofac-2A, entsprechend 24 mg Aureomycin beträgt.
9. Bei der Schlachtprüfung konnten keine wesentlichen Unterschiede innerhalb der Versuchsreihen mit hohem und geringem Anteil an tierischem Eiweiß gefunden werden.
10. Im Durchschnitt von sämtlichen Versuchstieren mit Aurofac-2A war das Fett-Fleischverhältnis *1 : 1,68,* bei den Kontrolltieren ohne Aurofac-2A *1 : 1,67.*
11. Der Kühlverlust betrug bei den Versuchstieren mit Aurofac-2A *1,34%*, bei den Kontrolltieren ohne Aurofac-2A *1,28%*.
12. Der Unterschied zwischen den durchschnittlichen täglichen Zunahmen (1. und 2. Versuchsabschnitt), dem Kühlverlust und dem Fett-Fleischverhältnis der Versuchs- und Kontrolltiere wurde statistisch ausgewertet und brachte folgendes Ergebnis:
    a) Der Vergleich der gesamten Aurofac-2A-Tiere gegenüber den Nicht-Aurofac-2A-Tieren in bezug auf die durchschnittlichen täglichen Zu-

nahmen des 1. Versuchsabschnittes ergab eine Differenz von 0,031 kg zu Gunsten der Aurofac-2A-Tiere. Diese Differenz ist „nicht gesichert", d. h. die Zunahmen waren praktisch gleich.

b) Die Gegenüberstellung der gesamten Aurofac-2A-Tiere hinsichtlich der durchschnittlichen täglichen Zunahmen des zweiten Versuchsabschnittes ergab eine Differenz von 0,039 kg zu Gunsten der Aurofac-2A-Tiere. Diese Differenz ist als „gut gesichert" zu bezeichnen. Dieses bedeutet, daß die Zunahmen der Aurofac-2A-Tiere tatsächlich besser waren. Der Unterschied war nicht zufällig, sondern echt.

c) Die Gegenüberstellung der gesamten Aurofac-2A-Tiere und Nicht-Aurofac-2A-Tiere in bezug auf den Kühlverlust ergab eine Differenz von 0,064% zu Gunsten der Kontrolltiere ohne Aurofac-2A. Diese Differenz ist „nicht gesichert", d. h. der Kühlverlust ist praktisch gleich.

d) Der Vergleich der gesamten Versuchstiere mit Aurofac-2A und der Kontrolltiere ohne Aurofac-2A in bezug auf das Fett-Fleischverhältnis ergab eine Differenz von 0,018 zu Gunsten der Aurofac-2A-Tiere. Diese Differenz ist „nicht gesichert", d. h. zwischen dem Fett-Fleischverhältnis der Versuchs- und Kontrollgruppe bestand praktisch kein Unterschied.

13. Die Rentabilitätsberechnung ergab ohne Berücksichtigung des Verlustes von zwei ausgeschiedenen Tieren der Kontrollgruppe bei der gesamten Gegenüberstellung von 50 Tieren mit Aurofac-2A und 48 Tieren ohne Aurofac-2A ein um S 371,19 geringeres Defizit der Aurofac-2A-Tiere.

14. Bei der Gegenüberstellung des Defizits der Versuchsgruppe V (0,00% tierisches Eiweiß) + Aurofac-2A mit dem der Kontrollgruppe I (33,48% tierisches Eiweiß) ohne Aurofac-2A ließ sich eine Verringerung des Defizits von S 1150,08 zu Gunsten der Aurofac-2A-Tiere ohne tierisches Eiweiß errechnen. D. s. *S 115,00* pro Tier und Mastperiode. Dadurch ist der Nachweis erbracht, daß durch die Beifütterung von Aurofac-2A *eine Einsparung des gesamten tierischen Eiweißes möglich ist.*

15. Zur weiteren Überprüfung der Fleischqualität auf die Haltbarkeit wurden Dauerwaren hergestellt, Würste (Krakauer), Selchfleisch und Konserven.

16. Wurst und Selchfleischproben sowie Konserven (Dosenschinken) wurden auf den Aureomycingehalt untersucht. Aureomycin konnte in den Proben nicht nachgewiesen werden. Auch die chemischen Analysen, sowie die bakteriologischen Untersuchungen brachten keine Signifikanz der Unterschiede zwischen den Proben von den mit Aurofac-2A gefütterten Tieren und den der Kontrolltiere ohne Aurofac-2A.

17. Abschließend konn gesagt werden:
Durch die Beifütterung von Aurofac-2A ist es möglich, tierisches Eiweiß zur Gänze durch pflanzliches zu ersetzen. Auch unter besten Haltungs- und Fütterungsverhältnissen ist die Wirtschaftlichkeit der Verwendung von Aurofac-2A gegeben. Bei der chemischen und bakteriologischen Überprüfung der Fleischqualität konnten keine signifikanten Unterschiede gefunden werden.

G. Literaturverzeichnis

1 ADAMETZ, L.: Lehrbuch der allgemeinen Tierzucht, Wien 1926.

2 AMSCHLER, J. W.: Antibiotica in der Fütterung der Haustiere, Der Förderungsdienst, Heft 9, 1953.

3 AMSCHLER, J. W.: Autonome und konditionelle Gene, Die Bodenkultur, 2. Jahrg. 1948.

4 AMSCHLER, J. W. und MÜLLER, W.: Mastversuch normaler Schweine und Kümmerer mit Aurofac-2A im Geschwistervergleich, Die Bodenkultur, 6. Jahrg. 1952, Heft 3 u. 4, 7. Jahrg. 1953, Heft 1.

5 AMSCHLER J. W. und PAMMER, H.: Schweineschnellmast-Versuch mit Aurofac-2A, Die Bodenkultur, 6. Jahrg. Heft 3 und 4, 7. Jahrg. 1953, Heft 1.

6 AMSCHLER, J. W. und PAMMER, H.: Mastversuch normaler Schweine und Kümmerer mit Aurofac-2A, Die Bodenkultur, 6. Jahrg. Heft 3 und 4, 7. Jahrg. 1953, Heft 1.

7 AMSCHLER, J. W. und WALASEK, E.: Fütterungsversuch mit Antibiotica, Mastversuch normaler Schweine und Kümmerer mit Aurofac-2A unter Berücksichtigung der Freilandhaltung und verschiedener Stufen tierischen Eiweißes, Die Bodenkultur, Wien, 7. Jahrg 1953. Heft 3.

8 AMSCHLER J. W.: Grundlegende Fragen der österreichischen Tierzucht, Jahresbericht d. Hochsch. f. Bodenkultur in Wien, Wien 1949.

9 A. R. C.: Report. Nr. 13, 1953.

10 A. R. C.: Report. Nr. 13, 1953.

11 BARR, C.: Cit. nach Nutrition effects of antibiotics, Jukes, Th. and Williams, W. L. Pharm. Rev.: Vol. 5, No. 4, 1953.

12 BARTLEY, E. E.: Fountaine, F. C. and Atkesin, E. W.: Animal Sc. 9, 646, 1950.

13 Bericht der Bayrischen Landesanstalt für Tierzucht in Grub vom 13. 11. 1953.

14 Bericht des Institutes für Physiologie und Ernährung der Tiere, der Universität München, vom 24. 2. 1954.

15 Bericht des Institutes für Milcherzeugung, der Bundes-Versuchs- und Forschungsanstalt für Milchwirtschaft, Kiel, vom 20. 3. 1954.

16 BERTL, H.: Die bauliche Ausgestaltung der Schweine-Versuchs- und Prüfanstalt in Wien XI/81, Schwechat, I. Tätigkeitsbericht der Schweine-Versuchs- und Prüfanstalt der Landwirtschaftskammer für Niederösterreich und Wien, für die Berichtsjahre 1952/53, 1954, Seite 9.

17 BERTL, H.: Das Konstitutionsproblem in der Schweinezucht, I. Tätigkeitsbericht der Schweine-Versuchs- und Prüfanstalt der Landwirtschaftskammer für Niederösterreich und Wien, für die Berichtsjahre 1952/53, 1954, Seite 106.

18 BERTL, H. und TSCHIDERER, K.: Schweinemastversuch mit Aurofac-2A bei Getreide-Magermilchfütterung; im Druck.

19 BERTL, H.: Neue Wege der Schweinezuchtförderung in Österreich, Die Landwirtschaft, Nr. I/2 und 7/8, 1952.

20 BERTL, H. und GROSSBAUER, R.: Die Zerfällung des Fleischschweines in Österreich, I. Tätigkeitsbericht der Schweine-Versuchs- und Prüfanstalt der Landwirtschaftskammer für Niederösterreich und Wien, für die Berichtsjahre 1952/53, 1954, Seite 102.

21 BOEGER, O.: Züchtungskunde 25, Heft 2, 85, 1953.

22 BRAUDE, R., WALACE, H. D. and T. J. CUNHA: Antibiotica & Chemotherapy, Vol. III, Nr. 3, 1953.

23 BRAUDE, R., WALACE, H. D. and T. J. CUNHA: Antibiotica & Chemotherapy, Vol. III, Nr. 3, 1953.

24 BROWN, P. B.: Universität of Illinois, Res. Progr. Report of 1950—1952.

25 BROQUIST, H. P.: Internationale Futtermitteltagung, Hamburg, Heft 14, 1954.

26 BRÜGGEMANN, J.: Antibiotica in der Tierernährung, Mitteilungen der D.L.G., Heft 17, 1954.

27 BRÜGGEMANN, J.: Antibiotica in der Tierernährung, Mitteilungen der D.L.G., Heft 17, 1954.

28 BRÜGGEMANN, J.: Fortpflanzung, Zuchthygiene und Haustierbesamung, 4, 1954.

29 BRÜGGEMANN, BRÜNING und BROCKMANN: Landwirtschaftliches Wochenblatt für Westfalen und Lippe, Jahrg. 111 A, Folge 1, 1954.

[30] BRÜGGEMANN, BRÜNING und BROCKMANN: Landwirtschaftliches Wochenblatt für Westfalen und Lippe, Jahrg. 111 A, Folge 1, 1954.
[31] BRÜGGEMANN, BRÜNING und BROCKMANN: Landwirtschaftliches Wochenblatt für Westfalen und Lippe, Jahrg. 111 A, Folge 1, 1954.
[32] BRÜLL, A., Schweinezucht, Wien 1948.
[33] BURNSIDE, J. E., GRUMMER, R. H., PHILLIPS, P. H. and BOHSTEDT: J. Animal Sc. 12, 828, 1953.
[34] CARPENTER, L. E.: Arch. Biochem. 27, 469, 1950.
[35] CARPENTER, L. E.: J. Animal Sc. 10, 657, 1951.
[36] CARPENTER, L. E.: Effect of APF concentrate containing aureomycin on gestating, lactating and growing swine; Journal of Animal Sciense, Vol. 10, S. 657, 1951.
[37] CARPENTER, L. E. und LARSON, N.: J. Anim. Sc. 12, No. 4, 812, 1953.
[38] CATRON, D.: Vortrag München Symposion, 10. Sept. 1954.
[39] CATRON, D.: Proceedings fourth. Nutrition, School for feedmen, p. 33—41, Aug. 17—18, 1953.
[40] CATRON, D.: Münchner Symposion, 2. 9. 1954.
[41] CATRON, D., JENSEN, A. H., HOMEYER, P. G., MADDOCK, H. M. and ASHTONE, G. C.: J. Anim. Sc. 11 221, 1952.
[42] CHEVREL, J.: Conf. 12. 3. 1953, Maison de la Chimie, Paris, cir. nach Szilvinyi, Mitt. d. Versuchsstat. f. d. Gärungsgewerbe Wien Nr. 11/12, 1953.
[43] CUNHA, T. J., BURNSIDE J. E., BUSCHMANN, D M., GLASSCOCK, R S.: Arch. Bioch. 23, 324, 1949.
[44] CUNHA, T. J.: Proceedings Book, amer. Vet. Med. Ass. 87, Annual Meeting, Miami Beach. 1950.
[45] DAVEY, R. J. and STEVENSON, J. W.: J. Anim. Sc. 12; No. 4, 912, 1953.
[46] DE MAN: Kraftfutter, 36, Heft 2, 1953.
[47] DYER, J. A.: University of Illinois, Dept. of Animal Sc., Mimeograph. Ninth Annual Report to Collaborators 41, 1952.
[48] ECKMANN, H.: Tierärztliche Umschau Nr. 7/8, 1954.
[49] ELLENBERGER-BAUM: Vergleichende Anatomie der Haustiere, Berlin, 1943.
[50] ELLIS, N. R.: Cit. nach Nutrition effects of antibiotics, Jukes Th. H. and Williams, W. L. Pharmacological Rev., Vol. 5, No. 4, 1953.
[51] EMERSON, S. A.: Proc. Soc. exper. Biol. Med. 70, 392, 1949.
[52] FISHER, R. A.: Statistical Methode for Research Workers, London 1950.
[53] FISHER, R. H. and JATES: Statistical Tables, London 1949.
[54] FLEMING, A.: Penicillin, Kempen — Niederrhein, 1950.
[55] FOWLER, S. H. and ROBERTSON, G. L.: J. Anim. Sc. Vol. 12, No. 4, 946, 1953.
[56] FREERKSEN: Symposion München, Sept. 1954.
[57] GLÄSSER-HUPKA-WETZEL: Die Krankheiten des Schweines, Hannover 1950.
[58] GROENEWALD, J. R.: J. South African Vet. Med. Ass. XXIII, 235, 1952, cit. nach Szilvinyi, A.: Mitt. der Versuchsstation f. d. Gärungsgewerbe in Wien, Nr. 11/12, 1953.
[59] GSCHWIND, S.: Mitt. D.L.G. 69, 18, 435, 1954.
[60] HAE: Eiweißwertigkeit und Wirkstoffe, Tierernährung, 1. 5. 1954.
[61] HAMMOND, J. C.: Cow manure as a source of certain vitamins for growing chickens, Poultry science, Vol. 21, S. 554, 1942.
[62] HANSON, L. E., FEERIN, E. F., ANDERSON, P. A. and AUNAN, W. Y.: Amer. Hampshire Herdsman. 26, 20, 1951.
[63] HANSSON, N.: Fütterung der Haustiere, ihre theoretischen Grundlagen und ihre wirtschaftliche Durchführung, Dresden und Leipzig, 1929.
[64] HAVERMANN, H. und SCHARPENSEEL, H. W.: Landwirtschaftliche Forschung zugleich Zeitschrift des Verbandes deutscher landwirtschaftlicher Untersuchungs- und Forschungsanstalten, Band 6, Heft 1, 1954 (Seite 28). Frankfurt am Main.
[65] HEGENER, H.: Schriftenreihe des AID, Heft 62, 1953, cit. nach Mitt. f. Tierhaltung, Heft 3, Seite 12, 1954.

[66] HEIDEBRECHT, A. A., ROSS, O. B., WHITEHAIR, C. K. and MC VICAR, R. W.: Agr. Exp Stat. Misc. Pub. No. MP—22; 72, 1951, cit. Jukes, T. H. and W. L. Williams: Pharmac. Rev. Vol. 5, No. 4, 1953.
[67] HORNICH, H.: Erfolgreiche Schweinehaltung, Zucht, Fütterung und Mast, 7. Auflage, Graz und Göttingen, 1952.
[68] HUANG TEN-CHENG and MCCAY, CL.: J. Nutrition 50, 129, 1953; cit. nach Szilvinyi, A.: Mitt. der Versuchsstation f. d. Gärungsgewerbe in Wien, Nr. 11/12, 1953.
[69] HÜGEL: Hünfelder Volkszeitung 10, Nr. 160, 14. 7. 1954.
[70] H. K.: Tierernährung 5, Nr. 3, 1954.
[71] JESCHE, W.: Kritische Bemerkungen zu einer Schweineschau, Der fortschrittliche Landwirt, 1. Oktober 1955, 33. Jahrg. Nr. 19.
[72] JUKES, T. H., STOKSTAD, E. L. R., TAYLOR, R. R., CUNHA, D.-J., EDWARDS, H. M. and MEADOWSG, B.: Arch. Biochem. 26, 324, 1950.
[73] JUKES, T. H., STOKSTAD, E. L. R., TAYLOR, R. R., CUNHA, D.-J., EDWARDS, H. M. and MEADOWSG, B.: Arch. Biochem. 26, 324, 1950.
[74] Katalog der Mast- und Ausschlachtungsschau der D.L.G., Kassel, 19. bis 21. Sept. 1953.
[75] KELLNER-SCHEUNERT: Grundzüge der Fütterungslehre 1952, Berlin und Hamburg.
[76] KOLLATH, W.: Vollwertige Nahrung, das gesamte Ziel von Landwirt und Arzt, Mitteilungen von D.L.G., Heft 51/52, cit. nach Brüggemann, Mitt. D.L.G., Heft 17, 1954.
[77] KRONACHER, C.: Allgemeine Tierzucht, Berlin 1924.
[78] KRÜGER, L., BIEDERMANN, F. und SCHMIDT: Der Tierzüchter, Nr. 18, 20. 9. 1952.
[79] LEDERLE: Übersicht über die klinische Anwendung von Aureomycin, 1952.
[80] LEDERLE: Aurofac, Laboratories Division, New York, „o. Jahresz.".
[81] LEHMANN, F.: Die Lehre von der Fütterung und Mast des Schweines, Berlin 1944.
[82] LIEBSCH, A.: Tierärztliche Umschau, 9, 9/10, 1954.
[83] LIEBSCHER, W. und TSCHIDERER, K.: Wird durch Aurofac die Verdaulichkeit des Eiweißes beeinflußt? Die Bodenkultur, 7. Jahrg. Heft 3, 1953.
[84] LIEBSCHER, W.: Aurofac. Der Pflug, Heft 12, 1951.
[85] LIEBSCHER, W. und JESCHKO, K.: Einsparung von tierischem Eiweiß durch Aurofac, Der fortschrittliche Landwirt, Heft 16, 1953.
[86] LIEBSCHER, W. und JESCHKO, K.: Der land- und forstwirtschaftliche Gutsbetrieb, Nr. 6/7, 1954.
[87] LIEBSCHER, W.: Allgäuer Bauernblatt, 22, Nr. 28, 422, 1954.
[88] LIEBSCHER, W.: Allgäuer Bauernblatt, 22, Nr. 28, 422, 1954.
[89] LINDER, A.: Statistische Methoden für Naturwissenschaftler, Mediziner und Ingenieure, Basel, 1945.
[90] LOOSLI, J. K. and WALACE, H. D.: Proc. Coc. Exp. Biol. & Med. 75, 531, 1950.
[91] LUECKE, R. W., MC MILLEN, W. N. and THORP., F.: J. Arch. Biochem. 26, 326, 1950.
[92] MADDOCK, H. M.: Fine Chemical, Technical, Bulletin Nr. 2, „o. Jahresz.".
[93] MADER, W.: Die Landwirtschaft, Nr. 3/4, 1954.
[94] MADER, W.: Der land- und forstwirtschaftliche Gutsbetrieb, Nr. 12, 1953.
[95] MANGOLD, E.: Die Verdauung bei den Nutztieren, Berlin 1950.
[96] MASTERS, D.: Penicillin, Wien 1949.
[97] MC PARTANE, W. D., PULMER, H. L. and JUKES, T. H.: Bioche. J. 24, 1611, 1930.
[98] MC GINNIS, J., STAVELS, J. M. and GROVES, K.: Poultry Sc. 26, 432, 1947.
[99] Mitt. für Tierhaltung, Heft 3 Jahrg. 1954, Seite 8 und 9.
[100] MØLLGAARD, H.: Grundzüge der Ernährungsphysiologie der Haustiere, Berlin 1931.
[101] MUDRA, A.: Einführung in die Methodik der Feldversuche, Leipzig 1952.
[102] MÜLLER, E.: Tierheilkunde für das Bauernhaus, Wien, 1952.
[103] NESTLER, R. B., BYERLY, T. C., ELLIS, N. R. and TITUS, H. W.: Poultry Sc. 15, 67, 1936.
[104] OLSSON, N. und OLOFSSON, N. E.: Svenska Svinavelsföreningens Tidskrift, Nr. 9, 1951.
[105] OSLAGE, H. J.: Schweinezucht und Schweinemast 1, Nr. 1, 11, 1953.
[106] OTT, W. H., RICKES, E. L. und WOOD, T. E.: J. Biol. Med. 174, 1047, 1948.
[107] OWEN, W. D.: Symposion Toronto, Kanada, February 13, 1953.

108 PAPE, de J. G. und Mitarb.: Dehydrates alfalfa and Antibiotic Supplement in gestation — lactation rations for swine; J. of anim. Science, Vol. 12, S. 77, 1953.

109 PAULSEN, H.: Deutsche landwirtschaftliche Presse, 77, Nr. 5, 63/64, 1954.

110 PERRY, T. W., BEESON, W. M. and VOSTEEN, B. W.: J. Anim. Sc. 12, 310, 1953, cit. nach Mitt. f. Tierhaltung,, Heft 3, Jahrg. 1954, Seite 6.

111 PIERES, E. A.: J. Anim. Sc. 13 : 338, 1954, cit. nach Mitt. f. Tierhaltung, 3, Seite 11, 1954.

112 RICHTER, K.: Praktische Viehfütterung, 8. Auflage, Stuttgart, 1939.

113 RICKES, E. L., BRINEK, N. G., KONINSZY, F. R., WORD, T. R. und VOLKERS, K.: Poultry Science 107, 396, 1948.

114 RUBIN, M. und BIRD, H. R.: Chick growth factor in cow manure; J. of Biological Chemistry, Vol. 163, S. 387, 1946, J. of Biological, Chemistry, Vol. 163, S. 393, 1946.

115 RUBIN, M., BIRTH, H. R. and ROTSHILD, S. A.: Poultry Sc. 26, 309, 1947.

116 RUSOFF, L. L.: Anim. Sc. 9, 666, 1950.

117 SCHAAF, A.: Beziehungen zwischen Körper-, Skelett- und Schädelmaßen und dem Ansatz von Fleisch und Fett beim Schwein, Leipzig 1953.

118 SCHMIDT-KLIESCH und GOERTTLER: Schweinezucht, Berlin, 1945.

119 SCHEUNERT — TRAUTMANN: Lehrbuch der Veterinär-Physiologie, Berlin, 1951.

120 SEIFRIED, O.: Vitamine und Vitaminmangelkrankheiten bei Haustieren, Stuttgart, 1943.

121 SMITH, E. L.: Nature 161, 638, 1948.

122 SPERLING, L.: Aurofac-Lederle, „o. Jahresz.".

123 STOKSTAD, E. L. R., JUKES, T. H.: J. Biol. Chem. 180, 647, 1947.

124 STOKSTAD, E. L. R., JUKES, T. H.: Abstracts of Papers 117th meeting Am. Chem. Soc., p. 12A.

125 STOKSTAD, E. L. R., und JUKES, T. H.: Proc. Soc. Exper. Med. Biol. 73, 523, 1950.

126 STOKSTAD, E. L. R., und JUKES, T. H.: Proc. Soc. Exper. Med. Biol. 73, 523, 1950.

127 STOKSTAD, E. L. R. und JUKES, T. H.: Poultry Sc. 29, 611, 1950.

128 SCHÜRCH, A.: Schweizer Handels-Börse, 1953.

129 SZILVINYI, A., LIEBSCHER, W., KOPETZ, L., KLAUSHOFER, H. und SICHRA, K.: Mitt. der Versuchsstation f. d. Gärungsgewerbe in Wien, Nr. 1/2, 1954.

130 TERRIL, S. W., NESHEIM, R. O., and KRIDER, J. L.: J. anim. Sc. 10, 828, 1951.

131 TSCHIDERER, K.: Qualitätsschweinefleisch durch Mast- und Schlachtleistungsprüfung, österr. Fleischhauer- und Fleischselcherzeitung, 17. Apr. 1954, Nr. 16.

132 TSCHIDERER, K.: Der Sinn und Zweck der Schweine-Versuchs- und Prüfanstalt in Schwechat, Der Förderungsdienst, 2. Jahrg. Jänner 1954, Heft 1.

133 TSCHIDERER, K.: Der Sonntagsfasttag für Zucht- und Mastschweine, Tiroler Bauernzeitung, Nr. 16, 46. Jahrg. 16. April 1953.

134 TSCHIDERER, K.: Der Sonntagsfasttag für Zucht- und Mastschweine, Die Landwirtschaft, Nr. 13/16, Juli/Aug., Jahrg. 1953.

135 TCSHIDERER, K.: Schweinemastleistungsprüfung in zehn europ. Ländern, Der fortschrittliche Landwirt, 16. Juli 1954, 32. Jahrg. Nr. 14.

136 TSCHIDERER, K. und MÜLLER, I.: Die Landwirtschaft, Wien, Nr. 7/8, 1953.

137 VAN DER HOORN, R., BRANION, H. D. and TITUS, H. W.: Poultry Sc. 14, 285, 1935.

138 VESTAL, C. M., BEESON, W. M., ANDREWS, F. N., HUTCHING, L. M. and DOYLE, L. P.: Purdue University Mimeograph AH. 87, 1952.

139 VESTAL, C. M., BEESON, W. M., ANDREWS, F. N., HUTCHING, L. M. and DOYLE, L. P.: Cit. nach SZILVINYI, A.: Mitt. d. Versuchsstation f. d. Gärungsgewerbe, Wien Nr. 11/12, 1953.

140 VESTAL, C. M., BEESON, W. M., ANDREWS, F. N., HUTCHING, L. M. and DOYLE, L. P.: Animal Husbrandry, Departement Purdue University, Mimeograph, Sept. 1951.

141 VOHS, R. L. und Mitarb.: Vitamin B_{12}, APF concentrate, and dried whey for growing-fattening pigs; J. of Anim. Science, Vol. 10, S. 42, 1951.

142 WALACE, H. D., ALBERT, T. L., NEY, COMBS, G. E. and CUNHA, T. J.: J. Animal Sc. 12, 316, 1953.

143 WHITEHILL, A., OLESON, J. J. und HUTCHINGS, T. L.: Proc. Soc. Exp. Biol. and Med. 74 11, 1950.

[144] WHITEHILL, A., OLESON, J. J. und HUTCHINGS, T. L.: Proc. Soc. Exp. Biol. and Med. 74, 11, 1950.

[145] WILSON, R. F.: S. Dak. Farm and Home Res., 3, 55, 1952.

[146] WILSON, G. D., BURNSIDE, J. E., BRAY, R. W., PHILLIPPS, P. H. and GRUMMER, R. M.: J Anim. Sc. 12: 291, 193, cit. nach Mitt. f. Tierhaltung 3, S. 10, 1954.

[147] Zit. nach WAKSMANN, S. A.: Mikrobial Antagonism and Antibiotic Substances, New York, 1947.

[148] Zit. nach FANCONI, G. und LÖFFLER, W.: Streptomycin und Tuberkulose, Basel, 1948.

[149] Zit. nach SZILVINYI, A.: Antibiotica, Landwirtschaftliche Mitt. d. Versuchsstation f. d. Gärungsgewerbe in Wien, Nr. 11/12, 1953.

[150] Zit. nach Mitt. für Tierhaltung, Heft 1, 1954.

[151] ZORN, W.: Schweinezucht und Schweinemast, 2. Auflage, 1949, Ludwigsburg.

Eingegangen am 27. 12. 56

Aus dem Institut für Tierernährung der Forschungsanstalt für Landwirtschaft,
Braunschweig-Völkenrode
(Direktor: Prof. Dr. K. RICHTER)

M. BECKER, W. OSLAGE und H. J. OSLAGE

Untersuchungen über Nährwert und Futterwirkung von frischem Grünfutter mit Hilfe der Tiefkühlung des Untersuchungsmaterials

1. Mitteilung: Frischhaltung größerer Mengen von jungem Weidegras für exakte Stoffwechselversuche

Es ist bekannt, daß eine exakte Nährwertermittlung – z. B. die Bestimmung der Verdaulichkeit der Nährstoffe im Tierversuch – für frische, leichtverderbliche, wasserreiche Materialien in völlig befriedigender Weise bisher nicht durchgeführt werden kann. Bei der langen Dauer derartiger Versuche (etwa 20 Tage, bei Stoffwechselversuchen oft erheblich mehr) ist es praktisch unmöglich, die erste unabdingbare Voraussetzung für solche Versuche, nämlich daß die tägliche Futterration stets in völlig gleichbleibender Art und Menge aufgenommen werden soll, zu erfüllen, wenn das zu prüfende Material leichtverderblich ist und über die ganze Versuchszeit nicht im gleichen Zustand zur Verfügung steht.

Man hat in früherer Zeit auf verschiedene Weise versucht, diesem theoretischen und praktischen Mangel zu begegnen. Eine Möglichkeit, Versuche über den Nährwert frischen Materials durchzuführen, erblickte man in einer schonenden Konservierung, z. B. durch Einsäuerung oder künstliche Trocknung. Hiergegen ist aber einzuwenden, daß damit eben doch nicht das Futter im ursprünglichen frischen Zustand geprüft werden kann, selbst wenn man die künstliche Trocknung z. B. bei niederer Temperatur in Spezialapparaturen, wie sie für die Lebensmitteltrocknung verwendet werden, durchführt. Allenfalls von einer Vakuumtrocknung bei niederer Temperatur könnte man annehmen, daß sie die ursprünglichen Qualitäten des Frischmaterials weitestgehend erhält. Abgesehen von der auch hier eintretenden Änderung der Beschaffenheit und des Volumens bedeuten jedoch die verhältnismäßig großen, für langfristige Versuche benötigten Futtermengen ein unüberwindbares Hindernis.

Ein zweiter, an sich recht interessanter Vorschlag, frisches Grünfutter in Verdauungsversuchen in stets gleichbleibender Zusammensetzung zu haben, ist von HEINZL [4] gemacht und praktiziert worden. Danach werden soviel Parzellen mit dem zu prüfenden Futter bestellt wie die Versuchsdauer in Tagen beträgt, und zwar so, daß jeweils eine Parzelle an jedem Versuchstage im gewünschten Vegetationsstadium ist und die Versuchsfutterration liefert. Aber auch bei diesem Vorschlag liegt es auf der Hand, daß er nur bei völlig gleichbleibenden Vegetationsbedingungen einigermaßen befriedigende Resultate geben kann. Nun lassen sich zwar mit Hilfe künstlicher Düngung und Bewässerung einige der wichtigsten Wachstumsfaktoren konstant halten. Hinsichtlich des Klimas, insbesondere der Temperatur, ist dies jedoch kaum möglich. Da bekanntlich Temperaturunterschiede sich stark auf die Zuwachsraten, z. B. von Weidegras, auswirken, können erhebliche Differenzen in der Zusammensetzung des Futters gegenüber dem ursprünglichen Plan auftreten.

So kann es nicht verwundern, daß man in vielen Fällen von vornherein auf eine exakte Ermittlung des Nährwertes verzichtet und sich mit einer gewissen Annäherung begnügt, indem man einmal von einem größeren Bestand an dem zu prüfenden Grünfutter täglich die gleiche Menge schneidet und verfüttert. Die Annahme geht dann dahin, die erhaltenen Verdauungswerte usw. einem Material zuzuschreiben, wie es etwa *in der Mitte der Versuchszeit* gewachsen ist und geerntet wird. Es ist jedoch klar, daß ein derartiges Verfahren, auch wenn man die Ansprüche an Genauigkeit geringer bemißt, nur bei solchen Vegetationen angewendet werden kann, die sich während der Versuchszeit nicht oder nur noch wenig verändern. Das ist im allgemeinen bei im Herbst gewachsenem Grünfutter der Fall. Als Beispiele sind zu nennen: Rübenblatt, Futterkohl, Markstammkohl, Futterraps sowie alle ähnlichen Pflanzen und Zwischenfruchtgemenge, die einigermaßen frosthart sind und im späten Herbst noch frisch verfüttert werden. Auch spät gesäte Süßlupinen sind evtl. zu verwenden.

Keinesfalls aber läßt sich dieses Verfahren auf im Frühjahr intensiv wachsendes, junges Grünfutter anwenden, wie häufige Versuche und eigene mehrjährige Erfahrungen (unveröffentlicht) gezeigt haben. Hier sind die Veränderungen, die innerhalb der Versuchszeit eintreten können und tatsächlich eintreten, viel zu groß, als daß man insbesondere bei den langen Durchgangszeiten des Futters durch den Magendarmkanal von Wiederkäuern eine exakte oder auch nur einigermaßen befriedigende Grundlage für die Berechnung von Verdauungswerten oder Stoffbilanzen erhält. Nicht nur der Trockensubstanzgehalt sondern auch die meisten anderen Bestandteile und ihr gegenseitiges Verhältnis ändern sich u. U. von Tag zu Tag. Diese raschen Übergänge zu anderen Vegetationsstadien führen auch dazu, daß die Tiere manche ursprünglich gern gefressene Futterration nicht mehr willig und vollständig aufnehmen, womit die Versuche dann völlig durcheinandergeraten. Aus diesem Grunde kann man gerade den jungen Aufwuchs von Wiesen und Weiden im Frühjahr, an dem das größte Interesse besteht, nicht so auf seine Futterwirkung prüfen, wie es wünschenswert wäre. Auch ein dritter Umstand ist zu berücksichtigen. Die moderne Form der intensiven Weidenutzung (Portionsweide u. dergl.) macht es wünschenswert, Futterwert und Futterwirkung des Weidegrases in einem bestimmten, gut definierten Vegetationsstadium – gewissermaßen an einem Punkte – festzustellen. Es muß also auch aus diesem Grunde das Versuchsfutter für den ganzen Versuch an einem Tage gewonnen werden.

Nachdem wir, wie schon erwähnt, mit Hilfe der früheren Methoden, insbesondere der laufenden Verfütterung aus verschiedenen Parzellen, keinen Erfolg gehabt hatten, entschlossen wir uns, das modernste Verfahren der Konservierung frischen Materials anzuwenden, nämlich die *Tiefkühlung*, wofür uns die Einrichtung einer Tiefkühlzelle im Institut für Landtechnische Grundlagenforschung unserer Forschungsanstalt die Möglichkeit bot. Diese Zelle war groß genug, um den berechneten erheblichen Bedarf an frischem Weidegras aufzunehmen, der nicht nur für den einfachen Verdauungsversuch an Hammeln, sondern auch für Stoffwechsel- und Bilanzversuche an Milchkühen ausreichen sollte. Im ganzen wurden etwa 2500–3000 kg innerhalb von 1–2 Stunden geschnittenen Weidegrases eingekühlt. Zunächst handelte es sich für uns darum, festzustellen, ob wir auch mit diesen großen Mengen die absolut günstigen Erfahrungen bei der Tiefkühlung von empfindlichen *Lebensmitteln* bestätigen konnten, bzw. ob die Konservierung des Grünfutters so gelang, daß das Material jederzeit dem frischgeschnittenen Weidegras entsprach oder ob Veränderungen bei der Lagerung festzustellen waren. Es war von vornherein nicht unbedingt ausgeschlossen, daß das frischgeschnittene, junge, an Nährstoffen reiche Material sich bei der Lagerung erwärmte, ehe es nach und nach Tieftemperaturen annahm. Die Kühlkapazität der großen Zelle mit über 10 cbm Inhalt war an sich beträchtlich. Die erreichbare Tieftemperatur ohne Inhalt lag aber nur bei minus 15°–20° C. Es war zu erwarten, daß die Füllung mit einer großen Menge Frischgut von normaler Temperatur längere Zeit brauchen würde, um völlig durchzukühlen. Immerhin konnte man annehmen, daß die Veränderungen geringer sein würden, als wenn frischgeschnittenes Grünfutter im Frühjahr mehrere Stunden bis zu einem halben Tag vor der Verfütterung gelagert wird, wobei Erwärmungen durchweg regelmäßig eintreten. Dabei war es uns klar, daß die ganz kurzfristigen, unmittelbar nach dem Schnitt möglichen Strukturveränderungen einzelner Bestandteile, wie sie von der Lebensmittelforschung her bekannt sind, für uns außer Betracht bleiben mußten. Einige Vorversuche mit kleinen, frisch geschnittenen Grünfuttermengen hatten das gute Funktionieren der beabsichtigten technischen Maßnahmen gezeigt.

Die Gewinnung des Materials wurde durch vorteilhafte äußere Umstände begünstigt. Am 12. Mai 1956 wurde um 6.00 Uhr früh bei bedecktem Himmel und einer gleichmäßigen Temperatur von + 12° auf einer vorher festgelegten Weidefläche von gut $^1/_3$ ha mit dem Schnitt begonnen. Infolge der herrschenden Witterungsbedingungen, die keine großen Temperaturdifferenzen zwischen Tag und Nacht aufwiesen, waren keine merklichen Mengen an Tau gefallen. Die in sehr gutem Zustand befindliche Weide hatte einen gleichmäßigen Graswuchs von 20–30 cm Höhe. Durch ständige Kontrollanalysen in der Zeit vorher war sichergestellt worden, daß es sich um ein Material handelte, welches als junges, eiweißreiches, rohfaserarmes Weidegras von intensiv gehaltener Weide angesprochen werden konnte. Sofort nach dem Schnitt wurde das Gras in großen Beuteln aus Polyäthylenfolie genau eingewogen und zwar eine kleinere Zahl in Portionen von 5 kg, die Hauptmenge in solchen von 25 kg. Die gefüllten und dicht verschlossenen Beutel (die Verwendung von Polyäthylensäcken hat sich auf das beste bewährt) wurden stets sofort nach dem Wägen in die Kühlzelle gebracht. Durch den Einsatz aller verfügbaren Hilfskräfte konnten Gewinnung und Einlagerung des Frischmaterials innerhalb von 2 Stunden erledigt werden.

Temperaturverlauf unmittelbar nach der Einlagerung

Die Kühlzelle war schon mehrere Tage vorher in Gang gesetzt worden. Durch das häufige Öffnen und Schließen während der Einlagerung und die Wärme des eingelagerten Materials stieg im Raum die Temperatur von etwa – 15° auf – 6° C am Schluß der Beschickung an. Nach 24 Stunden betrug die Temperatur – 11°, nach 48 Stunden – 13°, nach 96 Stunden – 15° C, um dann konstant zu bleiben.

Gewinnung der Analysenproben. Die Probenahme aus einer so großen Materialmenge bereitete natürlich gewisse Schwierigkeiten, zumal anzunehmen war, daß trotz sorgfältiger Weidepflege Ungleichmäßigkeiten im Grünfutterbestand innerhalb der Gesamtfläche vorkamen. Es wurden deshalb ständig kleine Teilproben unmittelbar nach dem Schnitt (über die Fläche verteilt) genommen und nach Vorschrift zu zwei großen Analysenproben vereinigt. Nach guter Durchmischung wurden dann von jeder dieser „Hauptproben" mehrere größere Teilproben für die sofortige Analyse entnommen. In einem Teil wurde sofort *Carotin* bestimmt. Andere Teilproben wurden zur Feststellung der *Trockensubstanz* und zur *Nährstoff- und Mineralstoffanalyse* in der üblichen Weise vorgetrocknet. Anschließend wurden die großen Sammelproben ebenfalls miteingekühlt, und zwar jeweils ein großer Beutel mit 25 kg Inhalt und ein kleiner mit 5 kg Inhalt. Jeweils 18 Tage und 35 Tage nach dem Schnitt wurden passende Proben aus der Zelle entnommen und analysiert. Die 5 kg-Proben wurden in ihrer Gesamtheit für die Rohnährstoff- und Mineralstoffanalyse vorgetrocknet. In den größeren Proben, die in der gleichen Weise behandelt wurden wie das bei den späteren Stoffwechselversuchen verwendete Material, wurde die Carotin-Analyse durchgeführt.

Behandlung des Materials für die Fütterungsversuche. Die für die Versuchsfütterung bestimmten Rationen wurden jeweils 4 Stunden vorher aus der Kühlzelle entnommen und aus den Beuteln entleert. Diese Zeit reichte aus, um das Material völlig aufzutauen. Das Gras machte in jedem Falle den Eindruck tadelloser Erhaltung und hatte einen angenehmen, frischen Geruch. Natürlich war durch das Gefrieren und Wiederauftauen eine gewisse Plasmolyse eingetreten und der Turgor der Zellen verlorengegangen. Sowohl in den Verdauungsversuchen an Hammeln als auch den späteren Stoffwechselversuchen an Milchkühen wurde das gefrorene und wiederaufgetaute Gras sofort ohne Zögern und augenscheinlich sehr gern gefressen. Man hätte es in jedem Falle bis zur völligen Sättigung verabreichen können. *Dieses Gras* wurde sogar jeweils frisch gemähtem Gras, das zu dieser Zeit allerdings in etwas späterem Vegetationsstadium geschnitten war, *vorgezogen.*

Analyse des Grases

Die Ergebnisse der analytischen Untersuchung des Grases – sowohl als Frischmaterial als auch nach dem Tiefkühlprozeß – sind in der nachfolgenden Übersicht 1 im Durchschnitt der verschiedenen in o. a. Weise gewonnenen Proben dargestellt. Die gute Übereinstimmung der beiden über die gesamte Fläche entnommenen Hauptproben frischen Materials zeigte, daß die schwierige Probeentnahme aus einer so großen Materialmenge gelungen war und als repräsentativ angesehen werden konnte. In gleicher Weise ließen die verschiedenen, in 5 kg bzw. 25 kg fassenden Polyäthylenbeuteln eingefrorenen Proben nach ihrer analytischen Untersuchung erkennen, daß der Tiefkühlprozeß in der gesamten Menge des eingelagerten Gutes von 2750 kg gleichmäßig und den Bedingungen entsprechend abgelaufen war (s. Übersicht 5 – Experim. Teil).

Übersicht 1. *Weidegras, frisch und nach Tiefkühlung* in % der Trockensubstanz

Material	Trocken-substanz	Organ. Substanz	Roh-protein	Rohfaser	Rohfett	Asche	N-freie Extr.-St.	Sand	Carotin mg/kg
1) Weidegras, frisch	15,29	89,38	24,34	20,28	5,48	10,62	39,28	1,52	586
2) Weidegras n.Tiefkühlg.	14,75	88,91	24,41	21,88	4,57	11,09	38,05	0,97	184

Die Gegenüberstellung zeigt, daß in dem Material bei dem Prozeß des Einfrierens nur sehr geringfügige Veränderungen vorgegangen sind. Das Ergebnis der Nährstoffanalyse in den verschiedenen Proben zeigt eine gewisse, in ihrem Ausmaß nur minimale Veränderung der N-freien Extraktstoffe, auf Grund derer eine relative leichte Erhöhung im Gehalt der anderen Komponenten, wie Rohprotein, Rohfaser und Asche erfolgte. Dieser Befund wird die Folge gewisser fermentativer Wirkungen und Oxydationen im Sinne des Prozesses der Dissimilation, u. U. verbunden mit bakteriellen Einwirkungen sein, wobei eine geringe Menge vorliegender leicht löslicher Kohlenhydrate als Substrat diente. Weitere Umsetzungen, z. B. durch amylatische Fermente, oder ein bakterieller Abbau hochpolymerer Kohlenhydrate konnten unter dem Einfluß der tiefen Temperaturen augenscheinlich nicht eintreten. Die Umsetzungen haben sich daher offensichtlich auf die kurzfristigen und unmittelbar nach dem Schneiden des Futters einsetzenden Vorgänge beschränkt, die in jedem frisch geschnittenen Material dieser Art eintreten und mit deren Unterbindung nicht zu rechnen war. Ein derartiges Ergebnis der analytischen Untersuchung war in Anbetracht der großen Materialmenge sowie des zwangsläufig zu erwartenden Kälteverlustes in der Kammer während der Einlagerung bei der Planung der Aktion nicht von vornherein sicher gewesen.

Ein sehr bemerkenswerter Befund ist in den Ergebnissen der Carotinbestimmungen zu erblicken. Die Carotingehalte des frischen Weidegrases sind mit 535 mg und 637 mg pro kg Trockensubstanz außergewöhnlich hoch, wenngleich sie in dieser Größenordnung auch sonst in der Literatur gelegentlich berichtet werden. Neben der Art des Materials wird im vorliegenden Falle zweifellos auch die sofort nach dem Schneiden vorgenommene Analyse (die Weidefläche lag dem Laboratorium direkt benachbart) für die Höhe dieser Werte von Bedeutung gewesen sein. Besonders auffällig ist jedoch, daß in dem unter Tiefkühlung gelagerten Material ein erheblicher Abfall der Carotinwerte festzustellen war. Es ergab sich, wie aus der Übersicht 2 ersichtlich, ein Carotinschwund von etwa 68–69% des ursprünglich vorhandenen, der in seiner Größenordnung auch bei unterschiedlich langer Lagerung unter Tieftemperaturen gleich blieb.

Übersicht 2. *Carotin in mg/kg Trockensubstanz*

	frisch	nach Tiefkühlung 18 Tage	nach Tiefkühlung 35 Tage	Verlust in %
Probe I	637	195	—	69,4
Probe II	535	—	173	67,7
Ø I und II	586	184		68,6

Da das Gras während der Lagerung im Tiefkühlraum vor Licht- und Sauerstoffzutritt geschützt war, ist dieser Befund auch in Anbetracht der vorher dargelegten Verhältnisse im Einlagerungsgut zunächst unerwartet. In der Literatur wurde zu diesem Problem auch nur eine Arbeit gefunden, in der BOLIN [1] die Beständigkeit des Carotins unter tiefen Temperaturen geprüft hat, indem er Luzerne und 4 Grasarten über 10 Monate bei – 15° C lagerte. Er fand bei der Luzerne einen erheblichen Carotinverlust, der etwa 63–70% betrug. Als ursächlich hierfür sieht BOLIN das Vorhandensein eines carotinzersetzenden Faktors von Enzymcharakter an, der sich in frischer Luzerne befindet und noch bei Temperaturen von – 15° C wirksam ist. Er stützt seine Erklärung auch darauf, daß unter gleichen Bedingungen gelagerte getrocknete Luzerne in ihrem Carotingehalt konstant blieb. Aus der speziellen lebensmittelchemischen Literatur über die Gefrierkonservierung ist bekannt, daß Tieftemperaturen allein die Wirksamkeit verschiedener Enzyme zwar hemmen, sie jedoch nicht unbedingt vollständig aufheben [2]. Ein klares Bild über das Schicksal der Vitamine beim Gefrierprozeß und der anschließenden Lagerung ist jedoch aus den neueren diesbezüglichen Untersuchungen nicht zu gewinnen. Dieses gilt für die hier vorliegende Frage umsomehr, als die Mehrzahl der Arbeiten der Lebensmittelchemie mit dem Vitamin C befaßt ist. Hinsichtlich der Vitamin A-wirksamen Stoffe wird lediglich in einer Arbeit von FRITZEGERALD und FELLERS [3] beim Aufbewahren von Früchten in gefrorenem Zustand kein Verlust festgestellt.

Die erheblichen Carotinverluste in der vorliegenden Arbeit erfahren zwar hinsichtlich ihrer Größenordnung eine Bestätigung durch die Untersuchungen von BOLIN [1]. Dieser fand jedoch den Schwund nur bei junger Luzerne, während sich bei Gräsern keine, oder nur unwesentliche Unterschiede im Carotingehalt frisch und nach 10 Monaten Aufbewahrung unter Tieftemperaturen ergaben. Demzufolge nimmt er das Vorhandensein eines carotinzersetzenden Enzyms nur bei der Luzerne, nicht dagegen bei Gräsern an. Diese grundsätzliche Feststellung findet in unseren Untersuchungen keine Bestätigung. Da ein Unterschied zwischen Luzerne und Gras, abgesehen von allen artspezifischen Differenzierungen, in einem stärkeren Blattreichtum bei der Luzerne und damit in einem größeren Anteil von Pflanzenteilen mit höherer enzymatischer Aktivität liegt, erscheint es möglich, in dieser Richtung eine Erklärung zu suchen, da es sich bei unserem Material um ein nach starker Düngung sehr intensiv gewachsenes, blattreiches Gras gehandelt hat.

Der hier vorliegende Befund verweist zusammen mit den Untersuchungen von BOLIN allenfalls auf ein Faktum, dessen Verfolg von einem erheblichen theoretischen Interesse sowie auch von praktischer Bedeutung ist.

Verdauungsversuche mit Schafen

Die Verdauungsversuche wurden in üblicher Weise mit 2 Hammeln der Merinofleischschafrasse durchgeführt. Der technische Ablauf der Versuche war ohne jede Störung.

Die Berechnung der Verdaulichkeit der Nährstoffe (s. Übersicht 3) zeigt eine gleichmäßige Höhe bei allen Nährstoffgruppen der Weender-Analyse von über 80%. Der beim Rohfett in Erscheinung tretende geringere Wert der Verdaulichkeit ist bei den bekannten analytisch-methodischen Mängeln dieser Bestimmung als irregulär zu betrachten und außer Acht zu lassen. Durch die rechnerische Ermittlung der N-freien Extraktstoffe ergibt sich aus der Unsicherheit der Rohfettbestimmung leider auch eine gewisse irreale Differenz in den Verdauungswerten für N-freie Extraktstoffe zwischen den beiden Versuchstieren. Unter Berücksichtigung dieser Tatsache ist jedoch die Übereinstimmung der Verdaulichkeit der einzelnen Nährstoffe zwischen beiden Tieren als sehr befriedigend zu bezeichnen.

Übersicht 3. *Verdaulichkeit von Weidegras, tiefgekühlt*

	Organ. Substanz	Roh-protein	Roh-fett	Roh-faser	N-freie Extraktst.
Hammel M V	82,6	83,9	51,6	81,9	85,9
Hammel M VI	81,2	83,0	57,1	80,7	83,1
Mittel:	81,9	83,5	54,4	81,3	84,5

Die Höhe der Verdaulichkeit der einzelnen Nährstoffe ist zwar für ein junges, intensiv gewachsenes Weidegras nicht eigentlich überraschend, sie liegt jedoch, wie aus der nachstehenden Übersicht 4 hervorgeht, über den Werten anderer Untersuchungen mit vergleichbarem Material.

Übersicht 4. *Zusammensetzung und Verdaulichkeit von Weidegras*

Material	Trocken-substanz	in °/₀ der Trockensubstanz						
		Organ. Substanz	Roh-protein	Rohfaser	Rohfett	Asche	N-freie Extr.-St.	
a) Weidegras von bester Umtriebsweide v.d.Bl.	17,0	86,5	21,2	21,8	4,1	13,5	39,4	Futterwert-tabelle DLG
Verdaulichkeit in °/₀		79	80	78	70		80	
b) Weidegras von Dauerweide, v.d.Bl.	17,0	88,2	17,1	21,8	4,7	11,8	44,7	„
Verdaulichkeit in °/₀		77	79	77	67		76	
c) Weidegras von Umtriebsweide v.d.Bl.	16,7	91,1	17,2	25,8	3,4	8,9	44,7	Institut
Verdaulichkeit in °/₀		59,9	57,2	59,6	5,7		65,2	

Eine wesentliche Ursache hierfür wird in den bisherigen Mängeln der Versuchsmethodik liegen, die bei frischen, intensiv wachsenden und leichtverderblichen Materialien keine exakte Grundlage für die Berechnung von Verdauungs- oder gar Stoffwechselversuchen erhalten ließ. Besonders deutlich wird dies in einem Versuch, der im Vorjahr mit jungem Gras von der gleichen Weidefläche wie bei den hier berichteten Untersuchungen und mit den gleichen Versuchstieren durchgeführt wurde. Nach der Versuchstechnik war seinerzeit ein tägliches Schneiden und Verfüttern der gleichen Menge frischen Grases vorgesehen. Das Gras war zu Beginn der Versuche im gleichen Vegetationsstadium wie bei den diesjährigen Experimenten mit Tiefkühlung. Die analytischen Daten – in Übersicht 4 unter c) aufgeführt – weisen die Zusammensetzung der aus den täglichen Rationen gemischten Sammelprobe auf und sollten die durchschnittliche Zusammensetzung des verfütterten Materials, d. h. eines Grases, wie es in der Mitte der Versuchszeit vorgelegen hat, darstellen. Die hierzu ermittelten Verdauungswerte mit einer Verdaulichkeit von knapp 60% der organischen Substanz lassen ohne weitere Ausführungen erkennen, daß ihnen eine reale Bedeutung nicht zuerkannt werden kann. Bei den starken täglichen Veränderungen in der Zusammensetzung des Futters sowie den unkontrollierbaren Durchmischungen und wechselseitigen Überholungen des Futters während der relativ langen Passage durch den Verdauungstrakt des Wiederkäuers ist die Gewinnung von exakten Werten des tierischen Stoffwechselgeschehens auf diesem Wege unmöglich.

Experimentelle Daten

Übersicht 5. *Zusammensetzung von Weidegras, frisch und nach Tiefkühlung*

Material	Trocken-substanz	in °/o der Trockensubstanz							mg/kg Trocken-substanz
		Organ. Substanz	Roh-protein	Rohfaser	Rohfett	Rohasche	N-freie Extr.-St.	Sand	Carotin
Weidegras, frisch									
Probe I	15,06	89.49	24,76	20,75	5,67	10,51	38,31	1,41	637
Probe II	15,51	89,28	23,93	19,81	5,28	10,72	40,26	1,62	535
	Weidegras nach Tiefkühlung								
Probe I 25-kg-Beutel	15,98	89,45	23,03	21,49	4,08	10,55	40,85	0,68	195
— 5 „ „	14,49	89,27	24,95	21,72	4,63	10,73	37,97	0,71	—
Probe II 25-kg-Beutel	14,30	88,48	24,79	22,14	4,51	11,52	37,04	1,54	173
— 5 „ „	14,21	88,43	24,87	22,16	5,05	11,57	36,35	0,95	—

Versuchstiere: Merino-Hammel Nr. M V und M VI
Gewichte: M V: 55.0 kg
M VI: 57.0 kg

Tägliches Futter: 5000 g junges Weidegras, an einem Tag innerhalb von 1–2 Stunden geschnitten und frisch eingewogen, anschließend mit Tieftemperaturen eingefroren und jeweils nach Auftauen verfüttert.

Versuchsverlauf: Futteraufnahme sehr willig, keine Futterreste, Kotausscheidung normal, keine technische Störung.

Durchschnittl. tägliche Kotausscheidung:

Hammel M V: 435.0 g frisch – 155.6 g lufttrocken
Hammel M VI: 391.3 g frisch – 168.5 g lufttrocken

Analysen:

	Trockensubstanz	In der Trockensubstanz						
		Organ. Substanz	Roh-protein	Rohfaser	Rohfett	Roh-asche	N-freie Extr.-St.	Sand
Weidegras, tiefgekühlt	14,75	88,91	24,41	21.88	4,57	11,09	38,05	0,97
Kot M V	94,79	77,32	19,66	19,81	11,06	22,68	26,79	
Kot M VI	94,48	77.60	19,21	19,52	9,09	22,40	29,78	

Verdauungswerte:

Hammel M V		82,6	83,9	81,9	51,6		85,9	
„ M VI		81,2	83,0	80,7	57,1		83,1	
Mittel M V und M VI		81,9	83,5	81,3	54,4		84,5	

Zusammensetzung und Nährwert des Weidegrases:

In 1000 g Futtermittel

Zusammensetzung		*Nährwert*	
Trockensubstanz	147 g	Verdaulichkeit der org. Substanz	82
Rohprotein	36 g	verdauliches Eiweiß	30 g
Rohfaser	32 g	Stärkeeinheiten	101
Rohfett	7 g	Unverdauliche organ. Substanz	24 g
Rohasche	16 g		
N-freie Extraktstoffe	56 g		
Organische Substanz	131 g		

Zusammenfassung

Es wird eine Methode beschrieben, die eine exakte Durchführung von Verdauungs- und Stoffwechselversuchen auch mit frischem, in intensivem Wachstum befindlichen, wasserreichen und verderblichen Materialien gestattet.

Die bisherigen grundsätzlichen Schwierigkeiten in dieser Hinsicht, die darin bestanden, daß es unmöglich war, bei Materialien der gekennzeichneten Art eine tägliche in Qualität und Quantität gleiche Futterration zu erstellen, wurden durch Anwendung des modernen Verfahrens der *Tiefkühlung* überwunden.

Die ersten Versuche ergaben, daß es bei Vorhandensein entsprechender Anlagen möglich ist, derartige Futtermittel, z. B. junges Weidegras, auch in den für Stoffwechselversuche mit Großtieren nötigen Mengen von einigen tausend Kilogramm unter Einwirkung tiefer Temperaturen zu konservieren.

Hiermit eröffnen sich völlig neue Wege für die tierexperimentelle Arbeit und die Möglichkeit einer exakten Untersuchung stoffwechselphysiologischer Fragen mit frischen, leichverderblichen Futtermitteln.

Die ersten diesbezüglichen Erfahrungen sowie die Ergebnisse der ersten Verdauungsversuche werden vorstehend berichtet.

Summary

A method is described which renders it possible to carry out exact digestibility and metabolism trials with fresh, intensively growing, perishable materials with heavy moisture content.

Hitherto the fundamental difficulties in this respect in case of materials of the a. m. kind are to provide daily rations similar in quality and quantity. These difficulties have been overcome by the modern procedure of cold storage.

The first experiments showed that it is possible to preserve such foodstuffs, i. e. young grass, by cold storage, even in quantities of some thousand kilograms which are necessary for metabolism trials with cattle.

Hereby completely new ways have been disclosed for the experimental work with animals and the possibility of an exact handling of metabolic physiological questions regarding fresh, quickly perishable foodstuffs.

The first experiences in this respect and the results of the first digestibility trials are mentioned above.

Literatur

[1] BOLIN, D. W.: J. Dairy Sci. *22,* 111—113 (39).

[2] DIEMAIR, W.: „Die Haltbarmachung von Lebensmitteln und ihre Grundlagen". Ferd. Enke Verlag, Stuttgart (1946), 2. Auflage.

[3] FRITZEGERALD, G. A. und C. R. FELLERS: Food Res. *3,* 109 (38).

[4] HEINZL, O., Diss. E.T.H. Zürich, 1944.

Eingegangen am 23. 1. 57

Aus dem Agrikulturchemischen Institut der Friedrich-Schiller-Universität, Jena
(Direktor: Prof. Dr. G. MICHAEL)

G. MICHAEL und B. BLUME

Über den Gehalt einiger Futterpflanzen an basischen und sauren Aminosäuren in Abhängigkeit von Schnittzeit und Entwicklungszustand*)

Unlängst war an dieser Stelle [1] der Gehalt von frischem und gelagertem Pflanzenmaterial an lebenswichtigen Aminosäuren (AS) und dessen Abnahme während der Lagerung Gegenstand von Erörterungen. Es konnte gezeigt werden, daß in feuchtem Zustand längere Zeit lagerndes Pflanzenmaterial recht erhebliche Verluste an Arginin und besonders auch an Lysin erleidet, also gerade an den AS, die den biologischen Wert vieler Futterpflanzen begrenzen.

Aufgabe vorliegender Untersuchungen war es nun, den Veränderungen während des Wachstums der Pflanzen selbst, also im Laufe der Vegetationszeit, nachzugehen, um aus diesen Ergebnissen Hinweise auf die Zusammensetzung des Futters unter dem Einfluß der Schnittzeit zu gewinnen.

Bevor mit einer größeren Zahl von AS-Bestimmungen begonnen werden konnte, war die früher benutzte Bestimmungsmethode zu vereinfachen.

Methodik

Zur Bestimmung der basischen AS wurde damals [1] Carboxylpapier benutzt, das wegen seiner sauren Beschaffenheit als Ionenaustauscher wirkt und die drei basischen AS Lysin, Arginin und Histidin sowohl von allen übrigen als auch voneinander gut und in einem Arbeitsgang trennt. Demgegenüber stand aber der Nachteil, daß diese AS sich aus Carboxylpapier nicht eluieren lassen. Die quantitative Bestimmung konnte daher nur durch visuellen Vergleich mit Standardlösungen vorgenommen werden. Für eine exakte Vergleichsanstellung sind hierbei jedoch zahlreiche Wiederholungen, zudem in abgestuften Konzentrationen, notwendig, deren langwierige subjektive Auswertung sich für Einzelbestimmungen recht gut, weniger aber für Serienbestimmung eignet.

Wir benutzten deshalb die einfache Elektrophorese da, wo diese zur Trennung ausreichte, wie für Glutaminsäure und Asparaginsäure bei einem pH-Wert von 3,7, die Elektrophorese mit anschließender Verwendung von spezifischen Farbreagenzien für Arginin und Histidin (Sakaguschi- und Diazo-Reaktion) und schließlich die Elektrophorese mit folgendem Konzentrieren und weiterer papierchromatischer Auftrennung mittels Phenol-Cresol-Boratpuffer im Falle von Lysin.

*) Mit dankenswerter finanzieller Unterstützung durch die Staatl. Plankommission, Zentralamt für Forschung und Technik, Berlin.

Schwierigkeiten bereitete die quantitative Auswertung der Ninhydrinreaktion. Zwar findet sich in der Literatur eine Vielzahl von Arbeiten mit genauen Angaben, die meist auf der Reaktion der AS mit Ninhydrin zu violetten, kolorimetrisch meßbaren Farbkomplexen bzw. deren Cu-Verbindungen beruhen. Aber die Empfindlichkeit, die dieser Reaktion gegenüber dem Sauerstoff der Luft anhaftet, macht es schwer, auch bei Beachtung der zahlreich angegebenen Vorsichtsmaßregeln wie der Anwendung von Reduktionsmitteln, Puffern usw. reproduzierbare Werte zu erhalten. Bei unseren Untersuchungen führte jedenfalls erst die Benutzung reinen Acetons als Lösungsmittel für Ninhydrin zu brauchbaren Ergebnissen *).

Entgegen den Einwänden von KOFRANY [2] ließ sich der Nachweis erbringen, daß man mit Hilfe der Papierchromatographie doch zu quantitativen Aussagen kommen kann, wenn die Standardlösungen gleichzeitig mit jeder Serie völlig analog behandelt wurden und die zu vergleichenden AS in angenähert gleichem Konzentrationsbereich liegen.

Nach vielen Vorarbeiten erwies sich folgender Analysengang als der brauchbarste:

250 mg der getrockneten Pflanzensubstanz wurden 24 h im Bombenrohr bei 100° C unter Zusatz von je 15 ccm destillierter 20%iger HCl hydrolysiert, das gebildete Humin (mit einem N-Gehalt von etwa 5% des Gesamt-N der betreffenden Probe) abfiltriert und die sauren Hydrolysate quantitativ in Abdampfschälchen überführt. Dann wurde im Vakuum-Exsikkator 3 mal nach Zugabe von je 1 ccm H_2O über $CaCl_2$ zur Trockne gebracht und zum Schluß über Phosphorpentoxyd scharf eingetrocknet, mit 10%igem Alkohol auf 10 ccm aufgefüllt und verschlossen im Eisschrank aufbewahrt. Entsprechend einem Gehalt von 5—20 γ dienten dann aliquote Teile für die weiteren AS-Bestimmungen.

Zur Bestimmung von Arginin und Histidin wurden Teile des Hydrolysates in jeweils 3facher Wiederholung bei 110 V und einem p_H-Wert von 5,6 der Papier-Elektrophorese unterworfen und die Bande der basischen AS, deren Lage anhand eines weiteren angefärbten Streifens ermittelt war, ausgeschnitten und eluiert. In Teilen des Eluates konnten dann die Sakaguschi- und die Diazo-Reaktion ausgeführt werden.

Die Abtrennung von Glutaminsäure und Asparaginsäure aus dem Hydrolysat erfolgte papierelektrophoretisch 5 h bei einem p_H-Wert von 3,7 mit einem Gemisch von 25 ccm Eisessig + 15 ccm Pyridin auf 1 Liter Wasser als Pufferlösung (Abb. 1). Die im Warmluftstrom getrockneten Elektropherogramme werden von beiden Seiten gleichmäßig mit 0,25% Ninhydrin in absolutem Aceton besprüht, die nebeneinander liegenden Banden der beiden sauren AS ausgeschnitten, in 10 ccm Meßkölbchen geschnitzelt, mit 1 ccm 0,5%igem Ninhydrin in absolutem Aceton versetzt und 20 Minuten im Wasserbad bei 60° erwärmt. Die Zeitspanne zwischen den beiden Anfärbungsvorgängen muß möglichst klein gehalten werden. Anschließend wird mit 50%igem wäßrigem Aceton aufgefüllt und noch am gleichen Tage im Pulfrich-Photometer mit Gelbfilter S 57 in Kleinküvetten die Farbintensität gemessen.

Zur Lysinbestimmung wird die Elektrophorese 5 h mit einem Pyridin-Eisessig-Puffer bei einem p_H-Wert von 7 durchgeführt, wobei das Histidin von den beiden anderen basischen AS getrennt wird (Abb. 2 und 3). Das Gemisch erwies sich als vorteilhaft, weil es sich leicht verflüchtigen läßt und infolgedessen keine Störung des weiteren Analysenganges verursacht. Es muß mit gut abgedichteten Elektrodengefäßen gearbeitet werden, da sich sonst durch Verdunstung von Pyridin der p_H-Wert zur sauren Seite verschiebt und die Abtrennung der beiden anderen AS von Histidin nicht gelingt. Histidin läßt sich aber später papierchromatographisch schlecht von Lysin und Arginin trennen und verfälscht die Ergebnisse. Nach der elektrophoretischen Auftrennung wird durch Vergleich mit einem als Muster angefärbten Streifen die Arginin-Lysin-Bande ausgeschnitten (Kontrollanfärbung des Reststreifens) und an spezifisch zugeschnittene [3] 15 cm lange Papierstreifen angenäht, die dann später der weiteren chromatographischen Auftrennung dienen. Mittels dreimaligen Aufsteigens von doppelt dest. Wasser und Antrocknen mit dem Fön werden die AS in der Mitte des schmalen Steges konzentriert (Abb. 4). Der völlig eluierte Elektrophoresestreifen wird wieder abgetrennt, und nun kann die weitere papierchromatographische Auftrennung von Lysin und Arginin

*) Herrn Dr. Matthias, Quedlinburg, sei für diesen Hinweis auch an dieser Stelle gedankt.

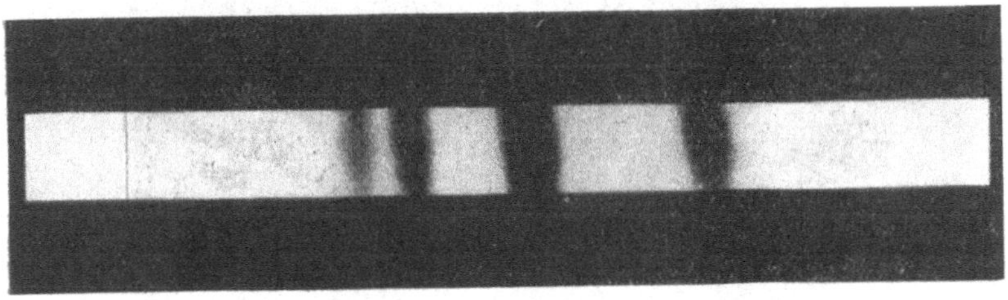

Abb. 1.
Hydrolysat von Sommergerste nach Elektrophorese bei pH = 3,7.
Von links nach rechts:
Asparaginsäure, Glutaminsäure, neutrale Aminosäuren, basische Aminosäuren.

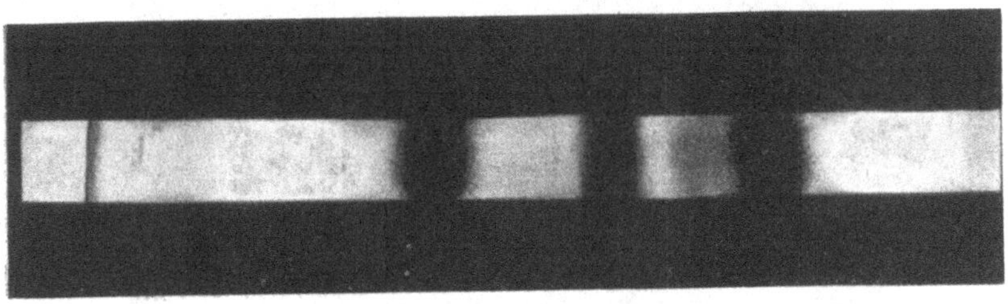

Abb. 2.
Hydrolysat von Sommergerste nach Elektrophorese bei pH = 7,0.
Von links nach rechts:
Saure Aminosäuren, neutrale Aminosäuen, Histidin, Lysin + Arginin.

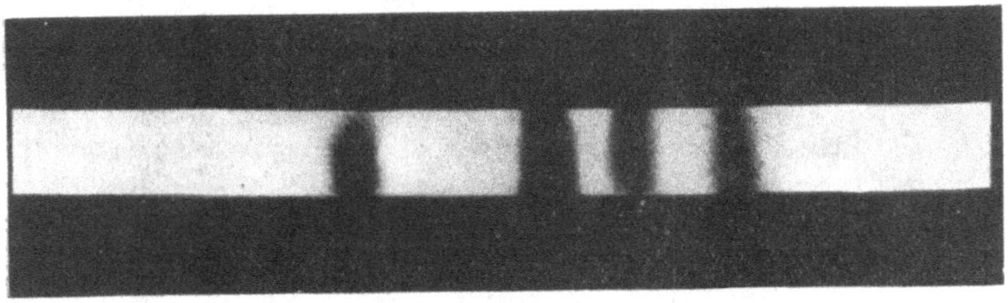

Abb. 3.
Aminosäuremischung nach Elektrophorese bei pH = 7,0.
Von links nach rechts:
Saure Aminosäuren, neutrale Aminosäuen, Histidin, Lysin + Arginin.

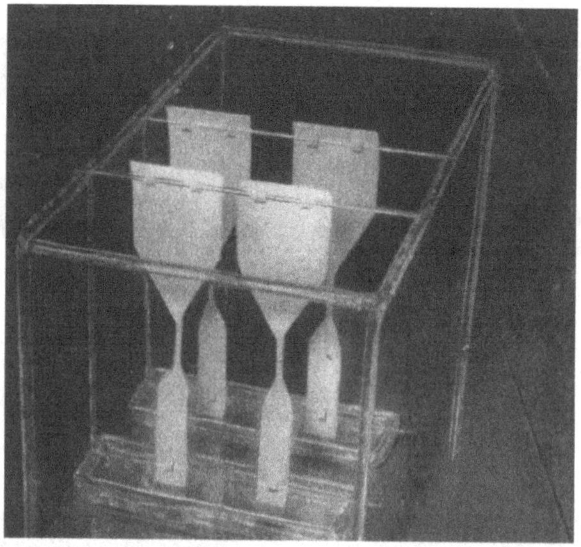

Abb. 4.
Konzentrieren der Aminosäuren nach Elektrophorese zur weiteren papierchromatographischen Auftrennung.

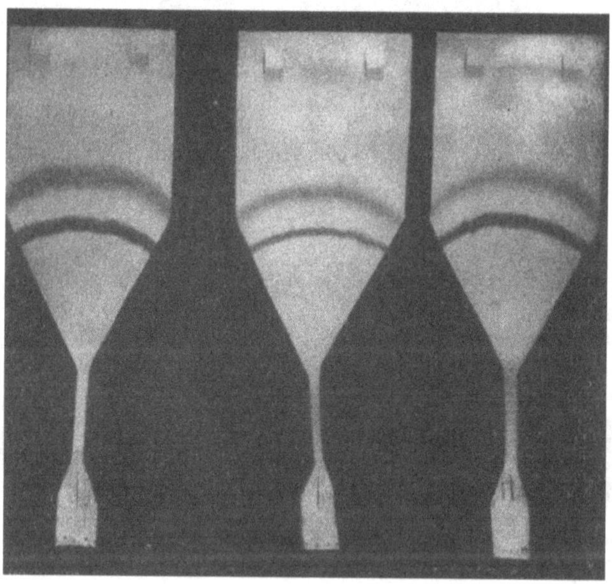

Abb. 5
Phenol-Cresol-Chromatogramme der basischen AS-Fraktion eines Gerste-Hydrolysates nach elektrophoretischer Vortrennung (Abb. 2). Untere Bande Lysin, obere Bande Arginin.
Von links nach rechts aufgetragen:
0,05 ccm, 0,025 ccm, 0,025 ccm + 10 γ Lysin zugegeben.

mit Phenol-Cresol-Boratpuffer (25 + 25 + 7) nach TURBA[4] in üblicher Weise, aufsteigend, zur besseren Trennung in zweifacher Wiederholung, vorgenommen werden (Abb. 5). Die Atmosphäre wird mit einer Mischung von 6 ccm des Lösungsmittels + 54 ccm Boratpuffer gesättigt. Um AS-Verluste möglichst zu vermeiden, muß das Trocknen der Chromatogramme und die Verflüchtigung des Phenols im Warmluftstrom unter 40° C durchgeführt werden. Die kolorimetrische Auswertung erfolgt wie bei Glutamin-Asparaginsäure. Mit jeder Serie müssen Standardwerte angesetzt und völlig analog behandelt werden.

Bei Einhaltung dieser Analysenvorschrift unter Vorschaltung der sauren Hydrolyse im Bombenrohr liegt die Fehlergrenze unter 10%. Zugegebenes, mit der Pflanzensubstanz gemeinsam hydrolysiertes Lysin, dessen Bestimmung die größten Schwierigkeiten bereitet, wurde hinreichend genau wiedergefunden, z. B.:

Gerstentrockensubstanz hydrolysiert und analysiert	5,2 mg Lysin
Gerstentrockensubstanz mit Zusatz von 5 mg Lysin hydrolysiert .	10,3 mg Lysin
Dieselbe Substanz nach Eiweißfällung, also im Protein	4,5 mg Lysin
Dieselbe Substanz nach Eiweißfällung mit Zusatz von 5 mg Lysin	9,4 mg Lysin

Material und Ergebnisse

Um die Veränderungen der AS im Laufe der Entwicklung verschiedener Pflanzen zu erfassen, wurden verschiedene Futterpflanzen, und zwar Sommergerste (als Beispiel einer Graminee), Luzerne und Rotklee (als Beispiel von Leguminosen) in 4 aufeinanderfolgenden Entwicklungsstadien geerntet: 1. im frühen Jugendstadium (im Vierblatt-Stadium bzw. in 12 cm Höhe), 2. beim Ährenschieben bzw. Knospen, 3. in der Blüte und 4. z. Zt. der Samenreife. In diesem letzten Stadium war Luzerne noch grün, Klee aber schon ziemlich verfärbt und abgestorben.

In den Trockensubstanzproben wurden Gesamt-N, Eiweiß-N und löslicher N nach Eiweißfällung mit 80% Alkohol und schließlich in gesonderten Proben nach der Hydrolyse in der beschriebenen Weise die einzelnen AS bestimmt.

Die Angaben für die hier herausgegriffenen 5 AS sind auf Trockengewicht bezogen, so wie sie für den biologischen Wert eines Futtermittels Bedeutung haben, und sind zusammen mit Stickstoff- und Eiweißwerten in Tabelle 1 aufgeführt.

Im Prinzip verhalten sich diese untersuchten AS wie der Gehalt an Gesamt- und Eiweißstickstoff: Sämtliche 5 AS nehmen vom 1. zum 2. Schnitt sehr stark ab. Bei Sommergerste gehen die basischen AS auf 30–40%, bei Luzerne und Klee auf 40–60% ihres Anfangsgehaltes zurück. Die Verluste übersteigen zum Teil noch die Abnahme an Gesamt-N, die die Pflanze in dieser Zeit erleidet. Sie unterstreichen die bekannte Qualitätsverminderung des Futters mit fortschreitendem physiologischen Alter, die in erster Linie eine Folge der Einlagerung von Zellulose bzw Lignin und dergl. darstellt. Der Unterschied im Gehalt an Eiweißverbindungen und AS kann demnach 100% und mehr betragen, je nachdem, ob die Ernte im frühen Jugendstadium oder erst gegen Abschluß des vegetativen Wachstums erfolgt.

Tabelle 1. *Der Aminosäuregehalt verschiedener Pflanzen in 4 Entwicklungstadien in Relativzahlen (erster Erntetermin im Jugendstadium = 100 gesetzt)*
Die Zahlen in Klammern sind absolute Werte des ersten Entwicklungsstadiums in mg/g Trocken-Substanz

	Entwickl.-Stadium	Arginin	Histidin	Lysin	Asparagin + Asp Säure	Glutamin + Glut Säure	Gesamt N	Eiweiß N
Sommer-Gerste	1	(20,0)	(10,0)	(22,8)	(18,0)	(23,2)	(42,7)	(35,0)
		100	100	100	100	100	100	100
	2	28	37	30	38	34	38	39
	3	30	32	37	40	36	33	31
	4	24	18	14	27	52	20	25
Luzerne	1	(20,0)	(11,6)	(14,0)	(30,8)	(17,2)	(41,9)	(30,4)
		100	100	100	100	100	100	100
	2	36	48	60	58	70	66	67
	3	28	41	63	48	76	56	58
	4	34	48	94	66	72	56	60
Klee	1	(13,6)	(9,2)	(20,0)	(18,0)	(15,6)	(42,8)	(32,0)
		100	100	100	100	100	100	100
	2	59	48	42	67	80	54	57
	3	47	43	36	40	62	51	60
	4	44	39	26	40	51	48	60

Diese Hinweise gelten natürlich nur der „Qualität", also der prozentualen Zusammensetzung, nicht für die Quantität pro ha, denn während dieses Zeitraumes kann der Ertrag etwa auf das Zehnfache ansteigen und gleicht bei weitem die relative Abnahme aus.

In der weiteren Entwicklung bis zur Blüte schwächt sich diese Tendenz ab: Der Gehalt der einzelnen AS sinkt nur noch geringfügig oder gar nicht mehr. Dasselbe gilt auch noch im großen und ganzen bis zur Zeit der Reife. Auf einzelne Abweichungen wird unten eingegangen.

Dieser erste Überblick zeigt bereits, welchen starken Einfluß der Entwicklungszustand auf die Qualität der Erntesubstanz ausübt, der u. U. Unterschiede im Gehalt bis zum fünffachen Betrag verursacht. Demgegenüber treten sogar die Unterschiede zwischen den verschiedenen Pflanzen zurück: Verschiedene Altersstufen differieren im allgemeinen in der AS-Zusammensetzung stärker, als es verschiedene Pflanzenarten gleichen physiologischen Alters tun. Auch SMITH [5] berichtet über Unterschiede (in diesem Fall über ein Maximum im Cystein- und Methioningehalt) von Weidegräsern beim Schossen und Blühen. Andererseits fanden ARMSTRONG [6] und VUYST [7] bei einer Reihe von Gräsern und Leguminosen aus verschiedenen Gegenden bei beginnender Reife, also im gleichen Entwicklungsstadium, eine bemerkenswerte Gleichförmigkeit in der AS-Zusammensetzung. Man muß somit u. U. der Schnittzeit einen größeren Einfluß auf die Qualität von Grünfutter einräumen als etwa der botanischen Zusammensetzung. Deshalb sind auch Angaben über den AS-Gehalt bestimmter Pflanzen nur schwer zu verallgemeinern, weil sie von den jeweiligen Umwelt- und Entwicklungsbedingungen in so entscheidendem Maße beeinflußt werden.

Neben diesen Schwankungen des AS-Gehaltes mit fortschreitender Vegetation, wie sie aus den auf Trockensubstanz bezogenen Werten der Tabelle 1 hervorgehen und die Veränderungen im biologischen Wert als Futtermittel charakterisieren, interessiert besonders vom physiologischen Standpunkt auch das relative Verhältnis der AS zueinander und zum Gehalt an Gesamt-N der Pflanzen. Während die bisher erwähnten großen Unterschiede im AS-Gehalt zusammen mit denen des Gesamt-N als Folge morphologischer Veränderungen, Verholzungen und dergl. angesehen werden müssen, gibt es aber auch noch Verschiebungen zwischen den einzelnen AS, die als Folge eines mit fortschreitendem Entwicklungszustand geänderten N-Stoffwechsels angesehen werden müssen.

Tabelle 2. *Der Aminosäure-Anteil am Gesamt-N verschiedener landw. Nutzpflanzen in 4 Entwicklungsstadien. mg AS/16 mg N*

	Ent-wickl.-Stadium	Arginin	Histidin	Lysin	Asparagin + Asp. Säure	Glutamin + Glu.Säure	N der bas. AS in % des Gesamt-N
Sommer-gerste	1	7,4	3,7	8,5	6,7	8,8	32
	2	5,5	3,7	6,9	6,8	8,0	25
	3	6,6	3,6	10,0	8,1	9,7	31
	4	8,8	3,3	5,9	8,9	21,8	30
Luzerne	1	7,6	4,4	5,3	11,8	6,6	29
	2	4,2	3.2	4,9	10,4	6,9	20
	3	3,8	3,1	5,8	10,1	8,9	20
	4	4,6	3,8	9,0	14,0	8,3	27
Klee	1	5,1	3,4	7,4	6,7	5,8	25
	2	5,5	2,9	5,8	8,4	8,6	23
	3	4,7	2,9	5,2	5,4	7,0	21
	4	4,2	2,5	3,7	5,2	5,6	17

Die Tabelle 2 läßt diese Veränderungen des Anteils einzelner AS am Gesamt-N der Pflanzen während des Wachstums erkennen. Von Interesse erscheint hier zunächst der bedeutsame Anteil des Stickstoffs der basischen AS am Gesamt-Stickstoff in der letzten Spalte der Tabelle 2, der mit 20–30% durch die ganze Wachstumsperiode hindurch einen relativ konstanten Anteil am gesamten Stickstoff darstellt. Sie müssen deshalb als bedeutsames N-Depot im pflanzlichen Stoffwechsel angesehen werden. Während Histidin dabei mengenmäßig zurück tritt, ist der Lysin-Anteil an dem Stickstoff dieser basischen AS durchweg am höchsten und übersteigt den des Argnins noch um ein Drittel. Andererseits stellt aber das Argnin mit seinem dem Lysin gegenüber doppelt hohen N-Gehalt im Molekül den Hauptanteil, nämlich die Hälfte des Stickstoffs der basischen AS-Fraktion.

Was die einzelnen AS betrifft, so läßt die Tabelle 2 im großen und ganzen ein viel gleichförmigeres Verhalten erkennen, ein Zeichen dafür, daß die oben erwähnten Veränderungen in erster Linie zusammen mit dem N-Gehalt durch Einflüsse wie Zellulosebildung oder dergl. hervorgerufen worden sind und nur in geringem Maße auf Verschiebungen einzelner N-Fraktionen beruhen.

Ein erster Überblick läßt erkennen, daß der Klee von den drei hier angeführten Pflanzen die am wenigsten ausgeprägten Veränderungen im AS-Gehalt aufweist. Gleiche Befunde liegen von SMITH [5] im Vergleich mit einigen weiteren, zwischen Blühbeginn und Samenreife analysierten Gräsern vor.

Unter den 5 AS scheint sich besonders *Histidin* eng dem Gehalt an Gesamt-Stickstoff anzupassen und behält Werte von etwa 3 mg je 16 mg Gesamt-N bei, obwohl der Gehalt an Gesamt-N mit den Schnittzeiten in starkem Maße, bei der Gerste beispielsweise um den fünffachen Betrag, schwankt.

Der Gehalt an *Lysin* scheint von den drei basischen AS den stärksten Schwankungen zu unterliegen. Um allerdings physiologisch diese Schwankungen vollständig zu deuten, reichen die Untersuchungen nicht aus, die auch nicht zu diesem Zweck durchgeführt waren. Es fällt auf, daß das jüngste Stadium gegenüber dem 2. Erntetermin in allen Fällen an Lysin relativ reicher ist. Das mag seine Ursache in dem höheren Lysin-Gehalt junger, sich teilender Zellen und Gewebe haben, wie ihn YEMM [8] an Gerstensämlingen und STEWARD [9] an Gewebeschnitten von Möhrenwurzeln gefunden haben. Im weiteren Verlauf der Vegetation weicht aber sein Verhalten in den drei Pflanzen voneinander ab.

Bei der Sommergerste zeigt sich beispielsweise zur Zeit der Milchreife im 3. Erntestadium ein deutliches Maximum, das auch REBER [10] bei verschiedenen Getreidearten fand. Ein hoher Gehalt der Pflanzen gerade in der Milchreife dürfte vermutlich auf den hohen Anteil von teilungsfähigem Gewebe und die bevorzugte Bildung von Lysin-reichem Embryo-Protein, Albumin und Globulin [11, 12] zurückzuführen sein. Ähnliche Befunde liegen von PETRONICI [13], DANIELSON [14] u. a. vor [15].

Der Abfall des Lysingehaltes mit der Ausreifung ist durch die Einlagerung von Hordein in den Mehlkörper der Körner verursacht, das praktisch lysinfrei ist und die Lysinarmut von Getreidekörnern hervorruft.

Vergleicht man übrigens den Lysingehalt der drei untersuchten Pflanzen während der *vegetativen Wachstumsperiode*, so zeigt sich, daß die Sommergerste am reichsten darin ist. REBER erklärt mit den gleichen Ergebnissen bei allen 4 Sommergetreidearten die bekannte gute Futterwirkung von Sommerroggen bei Schweinen.

Die beiden *sauren* AS Asparagin- und Glutaminsäure, die jeweils mit ihrem Amid zusammen bestimmt worden sind, halten sich angenähert die Waage. Auffallend ist der hohe Gehalt der Luzerne an Asparagin bzw. Asparaginsäure, während bei Sommergerste der Schwerpunkt offensichtlich auf der Glutaminsäure liegt. Hier fällt besonders die hohe Konzentration im Reifestadium auf, die hauptsächlich durch den hohen Glutaminsäure- und Amidgehalt des Hordeins mit 38,6 und 19,7 und des Hordenins mit 19,6 und 8,6% im Gerstenkorn verursacht wird [13]. Diese wesentliche Zunahme von Glutaminsäure auf Kosten von anderen AS und im besonderen von Lysin findet REBER bei allen drei Getreidearten. Gleichlautende Ergebnisse liegen auch von SMITH für Sommergerste vor.

Die ermittelten Schwankungen im *Arginin*gehalt sind zwar nicht ganz so groß wie die des Lysins, aber doch größer als die des Histidins. Es zeichnet sich vor den anderen durch besonders große Konzentrationsunterschiede zwischen dem 1. und 2. Entwicklungsstadium aus: In den jungen Pflanzen mit hohem Gesamt-N-Gehalt ist der Argininanteil besonders hoch, was vermutlich mit einer Speicherfunktion des Arginins zusammenhängt.

Für eine solche Rolle des Arginins im pflanzlichen Stoffwechsel als Amidvorläufer und Transportform sprechen viele Hinweise [16]. Beispielsweise weist MOTHES [17] auf Grund seiner Untersuchungen an Koniferen auf eine solche Funktion hin, da das Arginin wegen seines hohen N-Gehaltes die rationellste Form der N-Speicherung darstellt. MULDER [18] findet eine Zunahme des Arginins in der Fraktion des löslichen Stickstoffs der Kartoffeln, wenn sie stark mit N gedüngt sind oder K- und P-Mangel aufweisen, also relativ reich an N sind. Ebenfalls von einer Anhäufung von Argnin — neben Lysin und Amiden — im Alkoholextrakt aus Gerstenblättern bei K-Mangel, also bei gehemmter Eiweißbildung, berichtet RICHARDS [19]. Die gleichen Erscheinungen finden sich nach HOLLEY [20] und CAIN [21] in chlorotischen Mangelpflanzen, also ebenfalls solchen mit gehemmter Eiweißsynthese, in denen das Arginin sich auf das 20—30fache gegenüber gesunden Pflanzen in der löslichen Fraktion anreichert. Umgekehrt verschwinder bei starkem N-Mangel nach OLAND [22] in Apfelsämlingen neben den Amiden auch Arginin.

Alle diese Beispiele unterstreichen, daß zumindest in einigen Pflanzen dem Arginin ähnlich wie den Amiden eine Funktion als N-Speicher zukommt, die die relativ großen Konzentrations-Schwankungen in Abhängigkeit von Entwicklungszustand und Umwelt verständlich machen. Bestimmt man dagegen den Argininggehalt nicht in der gesamten Pflanzensubstanz, sondern nach Eiweißfällung nur in der Protein-Fraktion (Tab. 3), so sind die Unterschiede weitgehend ausgeglichen, ein Zeichen dafür, daß sie in erster Linie durch die Fraktion des löslichen N verursacht worden sind, so wie es bei Speicherung und Verbrauch zu erwarten ist.

Tabelle 3. *% Arginin-Gehalt im Protein verschiedener Pflanzen*

Entwickl. Stadium	Sommergerste	Luzerne	Klee
1	4,4	4,0	4,4
2	3,9	3,4	5,0
3	4,1	4,9	5,0
4	6,9	5,1	4,0

Neben dem freien Arginin soll hier auch peptidgebundenem Arginin eine besondere Rolle zukommen. VICKERY [23] berichtet von großen Mengen an Arginin, Lysin und Asparaginsäure, die in Form von Peptiden oder andersartigen Bindungen in normalen Blattgeweben von Luzerne gefunden wurden. THOMAS [24] weist die Existenz Arginin-haltiger Peptide und ihre Zunahme bei Stickstoffzufuhr zum Nährmedium in Algen und SCHNEIDER [25, 26] in *Mentha spicata* nach. Letzterer schließt aus Bewurzelungsversuchen, daß die Peptide am N-Transport ohne vorherige peptolytische Spaltung in ihre Einzelkomponenten teilnehmen und außerdem als Reservepeptide schnell mobilisierbare AS- bzw. N-Speicher darstellen.

Aus allen den angeführten Zahlen geht hervor, daß die Qualität des Heues in Abhängigkeit von seiner botanischen Zusammensetzung, besonders aber dem Entwicklungszustand, in dem die Pflanzen geerntet werden, erheblichen Veränderungen unterworfen ist. Sie unterstreichen damit auch wieder für eine ausreichende Versorgung der Tiere mit lebenswichtigen AS die Forderung nach Vielseitigkeit in der Futterzusammensetzung, auch hinsichtlich eines unterschiedlichen Entwicklungsstadiums der Pflanzen, wie sie bei intensiver Umtriebsweide nicht immer gewährleistet ist [27]; denn noch immer hat sich eine ausgewogene Proteinzusammensetzung des Futters auch für Wiederkäuer als vorteilhaft erwiesen und „die Annahme, daß Wiederkäuer weitgehend unabhängig von der AS-Zusammensetzung ihrer Kost sind, ist weniger gut nachgewiesen, als viele Leute glauben“ [28].

Zusammenfassung

Sommergerste, Luzerne und Rotklee wurden in 4 verschiedenen Vegetationsstadien geerntet und auf ihren Gehalt an Gesamt-N, Eiweiß-N und an basischen und sauren Aminosäuren untersucht. Im einzelnen wurden nach Hydrolyse der Pflanzensubstanz eine Vortrennung durch Elektrophorese und für die basischen AS spezifische Anfärbungen bzw. eine weitere papierchromatographische Aufgliederung der Fraktionen vorgenommen, die zur quantitativen Bestimmung von Arginin, Histidin, Lysin und den beiden sauren Aminosäuren Glutaminsäure und Asparaginsäure führte.

Es zeigte sich, daß die Qualität des Heues nicht nur von seiner botanischen Zusammensetzung, sondern auch in ganz ausgeprägtem Maße von dem Entwicklungszustand beeinflußt wird, in dem die Pflanzen geerntet werden. Der Gehalt an Aminosäuren kann um den fünffachen Betrag schwanken, je nachdem, ob die Ernte im ganz frühen Jugendstadium oder erst gegen Abschluß des vegetativen Wachstums während der Samenbildung oder -reife erfolgt. Die in der Regel zu beobachtende Abnahme mit dem Alter der Pflanzen läuft zwar weitgehend dem Gehalt an Gesamt-N und Eiweiß parallel, ist also durch morphologische Veränderungen, Verholzung und dergl. bedingt; dennoch finden sich nicht unerhebliche Verschiebungen zwischen den einzelnen Aminosäuren, weniger beim Histidin, in stärkerem Maße bei Arginin und besonders stark beim Lysin.

Eine Erklärung für das Verhalten der einzelnen Aminosäuren ist versucht worden, doch muß die letzte Deutung der Pflanzenphysiologie nach Erfassung des gesamten Stoffwechsels der Pflanzen vorbehalten bleiben und war auch nicht Aufgabe vorliegender Untersuchungen.

Das Ausmaß der beobachteten Veränderungen im Aminosäure-Gehalt während des Wachstums zeigt, welche Bedeutung nicht nur der botanischen Zusammensetzung, sondern auch dem Vegetationszustand, also der Schnittzeit, für die Qualität des Heues und damit für die ausreichende Versorgung und harmonische Ernährung der Tiere eingeräumt werden muß.

Literaturverzeichnis

[1] MICHAEL, G. und BLUME, B.: Über das Verhalten einiger lebenswichtiger Aminosäuren beim biologischen Abbau in verschiedenen Pflanzen. Arch. f. Tierern. *5*, 41—51 (1955).

[2] KOFRANY, E.: Über quantitative Papierchromatographie von Aminosäuren in Protein-Hydrolysaten. H. Seylers *299*, 129—138 (1955).

[3] MATTHIAS, W.: Über ein papierchromatographisches Verfahren für Serienuntersuchungen in der Pflanzenzüchtung. Der Züchter, *24*, 313—316 (1954).

[4] TURBA, F.: Chromatographische Methoden in der Protein-Chemie. Springer-Verlag 1954.

[5] SMITH, A.: The amino-acids in several grassland species, cereals and braken. J. sci. food agric. *1/2*, 503—520 (1950/51).

[6] ARMSTRONG, R. H.: Amino-acids in the proteins of herbage. J. sci. food, *1/2*, 166—170 (1950/51).

[7] VUYST, W., VERVACK, W. et BILINSKI, E.: Composition des herbes belges en acides amines. Revue Agric. 7, 1102—1120 (1954).

[8] YEMM, E. W.: The cytoplasmic and chloroplastic proteins of barley. Biochem. J. *49*, 26—27 (1951).

[9] STEWARD, F. C., BIDWELL, R. G. and YEMM, E. W.: Protein metabolism, respiration and grouth. A synthesis of results from the use of C 14-labelled substrates and tissue cultures. Nature *178*, 734—739 und 789—792 (1956).

[10] REBER, E. and MACVICAR, R.: The nitrogen composition of cereal grasses. III. Amino-acid distribution in field clippings and growing plants. Agronomy J. *45*, 17—21 (1953).

[11] BLOCK, R. J. and BOLLING, D.: The amino-acid composition of proteins and foods. C. C. Thomas Springfield, III. 1945.

[12] FOLKES, B. F. and YEMM, E. W.: The amino-acid content of the proteins of barley grains Biochem. J. *62*, 4—11 (1956).

[13] PETRONICI, C.: Ein Beitrag zur Kenntnis des Stickstoffkreislaufes in den Pflanzen: Veränderungen der freien und der gesamten Aminosäuren in der Bohne (vicia faba major) während des Wachstumscyclus (ital.). Ann. d. speriment. agr. *10*, 841—854 (1956).

[14] DANIELSON, C. E.: Investigations on the seed proteins of the graminae and leguminosae. ref. Ber. wiss. Biol. *77*, 354 (1952).

[15] EVERSON, C. J., CEDERQUIST, D. C., STEUNBECK, H. and PARSONS, H. T.: Nutrition *27*, 225 (1944).

[16] LUGG, J. W. H.: Plant Proteins. Adv. Prot. Chem. *5*, 229 (1949).

[17] MOTHES, K.: Untersuchungen über das Asparagin und das Arginin in Koniferen. Planta *7*, 585 (1929).

[18] MULDER, E. G. and BOKEMA, K.: Effect of the Nitrogen-, Phosphorus-, Potassium- and Magnesium-Nutrition of potato plants on the content of free amino-acids and the amino-acid composition of the protein of the tubers. Plant and Soil 7, 135—166 (1956).

[19] RICHARDS, F. J. und BERNER, E.: Überblick über die freien Aminosäuren von Gerstenblättern in Abhängigkeit der Mineralsalz-, besonders K-Ernährung. ref. Ber. wiss. Biol. *90*, 185 (1954).

[20] HOLLEY, R. W. and CAIN, J. C.: Accumulation of arginine in plants afflicted with iron-defiency type chlorosis. Sci. *121*, 172 (1955).

[21] CAIN, J. C.: Ein Vergleich von grünem und chlorotischem Blattgewebe von Blaubeere hinsichtlich des Gehaltes an freien Aminosäuren und Kationen. Sci. *65*, 49 (1955).

[22] OLAND, K.: Nitrogenous constituents of apple-maidens grown under different N-treatments. Physiol. Plantarum 7, 463—476 (1954).

[23] VICKERY, zit. n. Lugg, J. W. H.: Plant Proteins. Adv. Prot. Chem. *5*, 229—304 (1949).

[24] THOMAS, W. H. and KRAUSS, R. W.: Nitrogen metabolism in scenedesmus as affected by environmental changes. Plant Physiol. *30*, 113—122 (1955).

[25] SCHNEIDER, G.: Über Vorkommen und physiologische Bedeutung peptidartiger Verbindungen in höheren Pflanzen. Angew. Chem. *68*, 74 (1956).

[26] SCHNEIDER, G.: Über Vorkommen und Verteilung hydrolysierbarer Aminosäure-Verbindungen in der Fraktion der löslichen N-Verbindungen von *Mentha spicata*. Flora *142*, 466—478 (1955).

[67] BAUMANN, H.: Maßnahmen des Pflanzenbaues zur Anpassung der Futterqualität an den Bedarf. Dtsch. Akad. d. Landw. Wiss. Berlin, Berichte u. Vorträge 1955.

[28] CHALMERS, M. I. and SYNGE, R. L. M.: The digestion of protein and nitrogenous compounds in ruminants. Adv. Prot. Chem. *9*, 93—120 (1954).

Eingegangen am 14. 3. 57

MIX
Papier | Fördert gute Waldnutzung
FSC® C083411

Zeitfracht Medien GmbH
Ferdinand-Jühlke-Straße 7
99095 Erfurt, Deutschland
produktsicherheit@kolibri360.de